Ayuno Intermitente

Recetas Veganas Para 1 Mes Con Plan De Comidas

(Dieta 5: 2 Para Perder Peso Y Mejorar La Salud Y
La Condición Física En General)

Paulo Vera

I0090393

Publicado Por Daniel Heath

© **Paulo Vera**

Todos los derechos reservados

Ayuno Intermitente: Recetas Veganas Para 1 Mes Con Plan De Comidas (Dieta 5: 2 Para Perder Peso Y Mejorar La Salud Y La Condición Física En General)

ISBN 978-1-989808-06-1

Este documento está orientado a proporcionar información exacta y confiable con respecto al tema y asunto que trata. La publicación se vende con la idea de que el editor no esté obligado a prestar contabilidad, permitida oficialmente, u otros servicios cualificados. Si se necesita asesoramiento, legal o profesional, debería solicitar a una persona con experiencia en la profesión.

Desde una Declaración de Principios aceptada y aprobada tanto por un comité de la American Bar Association (el Colegio de Abogados de Estados Unidos) como por un comité de editores y asociaciones.

Se establece que la información que contiene este documento es veraz y coherente, ya que cualquier responsabilidad, en términos de falta de atención o de otro tipo, por el uso o abuso de cualquier política, proceso o dirección contenida en este documento será responsabilidad exclusiva y absoluta del lector receptor. Bajo ninguna circunstancia se hará responsable o culpable de forma legal al editor por cualquier reparación, daños o pérdida monetaria debido a la información aquí contenida, ya sea de forma directa o indirectamente.

Los respectivos autores son propietarios de todos los derechos de autor que no están en posesión del editor.

La información aquí contenida se ofrece únicamente con fines informativos y, como tal, es universal. La presentación de la información se realiza sin contrato ni ningún tipo de garantía.

TABLA DE CONTENIDO

Parte 1

Introducción

Si ya has oído hablar sobre el ayuno intermitente, es probable que seas consciente de muchos de los beneficios que este método de alimentación puede proporcionar. Si el concepto es nuevo para ti, ¡Aquí te presentamos lo básico!

El ayuno intermitente es una forma natural de comer que sigue con mayor precisión la forma en que los seres humanos comíamos hace cientos o miles de años. La constante disponibilidad de alimentos que experimentamos en la sociedad actual es un fenómeno nuevo. Piensa en el siglo pasado, muchas personas cultivaban y cosechaban, criaban a sus propios animales y pasaban mucho tiempo conservando alimentos para el invierno. Pasar por un supermercado para conseguir comida no era una opción,cuando un alimento se terminaba, tenían que esperar hasta que pudiera crecer, criarse o preservarse de nuevo. Comer bocadillos constantemente era inimaginable, era necesario racionar para poder sobrevivir hasta la primavera. Mirando aún más atrás en el tiempo, cuando los humanos eran cazadores y recolectores, encontramos un patrón similar, la gente tenía que trabajar duro para encontrar su comida, cazando peces y animales o recolectando bayas y plantas. A veces tenían que pasar largos períodos sin comida porque no encontraban nada para comer. Como resultado de esta historia, el cuerpo humano está bien adaptado a un estilo de alimentación que incluye períodos de ayuno y mal adaptado a la constante disponibilidad de alimentos que experimentamos hoy en día. El ayuno intermitente despierta las capacidades naturales del cuerpo para almacenar y utilizar sus propias reservas de energía, lo que resulta en pérdida de peso, aumento de energía y un mejor estilo de vida. ¡Este es el polo opuesto de muchos programas de dieta populares! Además, el ayuno intermitente no requiere que consumas comidas especialmente preparadas o alimentos dietéticos específicos. En algunos casos (como en la dieta del guerrero), seguir un plan de comidas junto con el ayuno intermitente puede ser muy benéfico. Sin embargo, en la mayoría de los casos, podrás comer los mismos alimentos que siempre has comido, lo único que cambiará es el momento y la frecuencia de las comidas.

Lo más importante cuando se trata de ayunos intermitentes es elegir el plan adecuado para ti,por lo que debes tener en cuenta varios factores. Primero y más importante, ¿Se ajusta el plan a tu estilo de vida? Muchas dietas implican cambios radicales en el estilo de vida que las hacen difíciles de seguir. Bajar de peso ya es bastante difícil sin tener que hacer grandes cambios en tu vida diaria. Esto es especialmente cierto cuando muchos planes de dieta parecen haber sido diseñados para personas con energía infinita y mucho tiempo libre. Algunas personas tienen tiempo y energía de sobra, pero muchos de nosotros tenemos vidas muy ocupadas. Cuando volvemos a casa al final del día, cocinar y hacer ejercicio no es una de nuestras prioridades. El ayuno intermitente resuelve muchos de estos problemas porque no requiere cambios radicales.

Sin embargo, cada método de ayuno intermitente es un poco diferente,al elegir uno para probar, piensa en tus hábitos diarios. ¿Cuál es tu horario de trabajo? ¿Cuándo estás más ocupado? ¿Cuándo te gusta relajarte? ¿Tienes días libres los fines de semana? ¿Qué tal durante la semana? ¿Qué te gusta hacer en tu tiempo libre? Estas consideraciones le ayudarán a elegir el método de ayuno intermitente que mejor se adapte a tus necesidades. Puedes probar varios métodos diferentes si no estás seguro y luego tomar una decisión basada en la experiencia.

Este será un programa de ayuno intermitente modificado con algunos días mezclados, como días de purga y días bajos en carbohidratos. Esto te permitirá mezclar diferentes horarios de comidas cada 3 días de la semana. En los días de ayuno intermitente consumirás el 40% de las calorías de una fuente de proteínas saludable (pollo, pescado, bistec, hamburguesa de pavo), el 35% provendrá de fuentes de grasas saludables (aguacate, aceitunas y aceite de oliva, nueces, soya, aceite de coco, lino oleaginoso, semillas de girasol), y el 25% de hidratos de carbono (patata dulce, quínoa).

Estarás comiendo más frutas y verduras de las que estás acostumbrado, ya que están cargadas de vitaminas, minerales, fitoquímicos y fibra. El consumo de estos alimentos también te permitirá sentirte más lleno por más tiempo. La regulación de la insulina estará estrechamente relacionada con el consumo de frutas y verduras.La insulina extrae los nutrientes necesarios del torrente sanguíneo y los desvía a los tejidos circundantes.

¿Qué es el ayuno intermitente?

Se trata de un tipo de plan de alimentación programado en el que restringestu alimentación diaria normal a un lapso de tiempo de 6 a 8 horas sin reducir las calorías. Todavía consumirás de 2 a 3 comidas dentro de este lapso para cumplir con tu asignación de calorías.

La mañana es el mejor momento para quemar grasa. Cuando te despiertas estás en un estado de ayuno. Tu cuerpo se encuentra en un estado de baja insulina y es el momento ideal para que el cuerpo se sumerja en sus depósitos de grasa.

Se ha demostrado que el ayuno intermitente reduce la insulina y aumenta los ácidos grasos libres más que cualquier otra dieta o plan de restricción de calorías.

¿Cuáles son los beneficios del ayuno intermitente?

1. Aumenta la sensibilidad a la insulina

2.Reduce la inflamación

3. Aumenta el control de azúcar en la

sangre

4.Disminuye la presión arterial

5. Aumenta la oxidación de los ácidos grasos (quema de grasa)

6.Disminuye el colesterol y el estrés

7. Aumenta la reparación celular

8. Máximo rendimiento en deportes y actividades

¿Cómo funciona?

De 0 a 6 horas tu cuerpo está usando la energía de tu última comida.

De 6 a 14 horas tu cuerpo está usando su glucosa en sangre.

De 14-16 horas tu cuerpo está en modo de quemar grasa.

De 16-24 horas tu cuerpo está en el modo completo de quemar grasa y este es el mejor momento para hacer ejercicio.

Cosas que puedes y no puedes hacer

No habrá azúcares ni alimentos procesados.

Se limitarán los granos y los productos lácteos.

PUEDES consumir mantequilla y jugo de fruta como edulcorante.

El café será aceptable con moderación.

Se deben evitar las comidas con grasas mono saturadas.

Proteínas animales+ muchas verduras+ grasas de alta calidad+ condimentos = ÉXITO

¿Cómo me hará sentir?

Un estómago vacío desencadena una cascada de respuestas hormonales en todo el cuerpo que conducen a la formación de músculo y a la quema de grasa". Vas a tener hambre, tu estómago querrá comida y te lo hará saber al mismo tiempo. Esta será una buena sensación para ti, ya que tu cuerpo está literalmente quemando la grasa. Para cuando tu primera comida llegue, te sentirás como si estuvieras comiendo un caballo entero.

¿De qué manera me ayudará?

Hacer ejercicio durante el ayuno es crucial para tus planes de acondicionamiento físico, ya que permite que tu cuerpo pierda grasa de manera efectiva gracias atu sistema nervioso simpático (SNS), que controla tus procesos naturales de quema de grasa. El SNS se activa por el ejercicio y la falta de comida. Esta combinación de ayuno y ejercicio maximiza el impacto de los factores celulares y catalizadores (AMP cíclico y AMP Cinasas), que fuerzan la descomposición de la grasa y el glucógeno para obtener energía.

Esto será difícil, pero recuerda que tu mente, tus metas y tu fuerte determinación te llevarán a tu meta a largo plazo. ¡¡Vamos!!

Plan de nutrición

Habrá 3 días diferentes para comer, incluyendo un día de purga, un día moderado de carbohidratos y un día de ayuno intermitente. Realizarás un ciclo de 3 días alternando entre los 3 días nutricionales diferentes. Las mujeres consumirán el extremo inferior de la escala de onzas (es decir, 3-5 onzas de pollo) y los hombres consumirán el extremo superior de esta escala.

Preparación de la comida

La preparación de la comida será la clave de tu éxito, mira hacia adelante en tu semana y decide para qué tendrás que prepararte. Ejemplos de esto serían poner nueces mezcladas en bolsas, rebanar cualquier fruta y verdura, hacer una lista de todos los alimentos que necesitará y hacer un viaje de compras al supermercado.

Día de ayuno intermitente- No reducirá las calorías ya que las mujeres consumirán 1100 y 1500 calorías y los hombres 1600-2000 calorías. Se requiere que comas entre 14 y 16 horas después de tu última comida o típicamente alrededor de las 2 p.m. Alimentarástu cuerpo con las mismas calorías en un día típico de comida dentro de un lapso de 8 a 10 horas.

Menú del día de ayuno intermitente

Un día típico de ayuno intermitente incluye comer entre las 2-5 p.m. para la comida #1 y entre las 5-9 p.m. para la comida #2.

Día 1-

Comida #1 2-3 huevos con ½ aguacate y 8-10 aceitunas; un puñado de almendras o nueces; ½ batata con 4-6oz de pollo y tiras ilimitadas de pimientos verdes.

Comida # 2 1- 1 ½ tazas de quínoa con ½ aguacate y 3-5 oz. de pescado

Día 2

Comida #1 Bistec y Huevos- (3-5oz de bistec y 2-3 huevos con pimiento verde y espinaca; zanahorias y tiras de pimiento con hummus)

Comida #2 4-6oz Pollo con ensalada y ½ aguacate; ½ taza de nueces mixtas

Día 3

Comida #1 Poner dos panes crujientes de centeno con 1/4 de aguacate y huevos duros cortados en rodajas para hacer 5-6 de estos; 1 taza de queso cottage bajo en grasa.

Comida # 2 Curry de Manzana y Pollo- (Mezcle 1 pechuga de pollo deshuesada; ¼ taza de aceite de coco y caldo de pollo; 1 cubo de manzana y 1 cucharada de ajo/polvo de curry/grano/aceite de aceituna) Cocine ½-1 taza de arroz integral por separado y mezcle.

**Sustituciones alimenticias para cualquier día: pretzels integrales, camarones, tocino de pavo, frijoles negros.

Lista de comestibles

Frutas y verduras

Zarzamoras

Toronja

Naranjas (1 bolsa)

Fresas

Plátanos

Maíz (fresco, enlatado o congelado)

Calabacitas (3 pequeñas-medianas)

Cebolla

Pimientos rojos asados en tarros

Zanahorias pequeñas

Tomates cherry (3 cajas)

Fruta seca (albaricoques, pasas, pasas, dátiles, arándanos, plátanos, etc.)

Tomates (5-6)

Manzanas (1 bolsa)

Lechuga (3 bolsas)

Espinaca (2 bolsas)

Peras (2)

Brotes de alfalfa

Pepino (2 mediano)

Limas (2)

Cubitos de piña (1 lata grande o 2 latas pequeñas)

Guisantes congelados (1 bolsa)

Ajo (1 cabeza)

Pimiento rojo (2)

Setas Portobello (2)

Berenjena (1 pequeña)

Aguacate (2)

Corazones de alcachofa (1 lata pequeña)

Lácteos/huevos

Yogur griego

2% leche

Huevos

Mantequilla

Gouda ahumado

Yogures griegos individuales (2)

Mozzarella fresca

Queso crema ligero

Queso rallado (mozzarella o de cualquier tipo)

Queso feta (1 envase pequeño)

Granos

Granola (1 caja)

Avena cortada en acero

Pan de trigo integral (2 panes)

Salvado de trigo

Cuscús

Orzo

Arroz (bolsa pequeña)

Tortillas de harina (paquete pequeño)

Ñoqui (1 paquete)

Hornear

Sal

Polvo para hornear

Bicarbonato de sodio

Azúcar morena

Vainilla

Harina de trigo

Aceite de oliva

Proteína

Atún enlatado (2)

Filetes de salmón (3)

Fletán (½ lb)

Filetes de tilapia (2)

Sardinas en salsa de tomate (1 lata)

Jamón serrano ahumado

Pechugas de pollo deshuesadas y sin piel (2)

Muslos de pollo (2)

Pechugas de pollo (5-7)

Carne de res molida (¼ lb)

Especias

Pimienta

Canela

Comino (molido)

Eneldo fresco

Menta fresca

Albahaca fresca

Cilantro fresco

Perejil fresco

Salvia fresca

Cúrcuma molida

Ajo en polvo

Pimiento rojo molido

Orégano (fresco o seco)

Chile en polvo

Cilantro (opcional)

Nuez moscada (Opcional)

Nueces
Almendras, saladas o sin salar
Almendras tostadas en rodajas
Nueces

Otros
Miel
Jarabe de arce
Mostaza
Chutney de arándanos rojos
Salsa de pescado

Jugo de limón

Vinagre de vino blanco

Vinagre de vino tinto

Vinagre balsámico

Vino blanco seco o vino blanco de cocina

Salsa de chile dulce

Conservas de higos

Patatas fritas

Pesto

Alcaparras

Salsa verde

Pinchos

Caldo de pollo (opcional)

Plan de comidas de 30 días para la eliminación de grasas

Día 1: Día sin ayuno

Desayuno: Avena de cítricos y moras negras

Ingredientes:

Avena cortada en acero

2% de leche

Zarzamoras

Toronja

Naranjas

Instrucciones:

La noche anterior, combinar ¼ taza de avena cruda cortada en acero con ½ taza de leche al 2%. Colocar en un recipiente hermético y refrigerar toda la noche, por lo menos durante ocho horas. Por la mañana, calentar la avena en el microondas por treinta segundos. Cubrir con una taza de moras frescas y una taza de gajos de naranja y pomelo en rodajas.

Bebe agua, té o café.

Almuerzo: Sándwich de Atún Fancy

Ingredientes:

Atún enlatado

Aceite de oliva

Pimientos rojos asados en frasco

Albahaca fresca

Vinagre de vino tinto

Pan de trigo integral

Almendras

Instrucciones:

Escurrir una lata de atún. Picar ¼ taza de pimientos rojos asados y dos cucharadas de albahaca fresca. Mezclar el atún, los pimientos rojos y la albahaca con ½ cucharada de aceite de oliva y ½ cucharadita de vinagre de vino tinto. Preparar sándwiches con pan integral.

Como guarnición, come cinco zanahorias pequeñas y cinco tomates cherry. Bebe agua, té o café.

Aperitivo: Veinte almendras, saladas o sin

sal

Cena: Salmón balsámico con tomate y cuscús
Ingredientes:

Un filete de salmón

Aceite de oliva

Sal

Pimienta

Tomates cherry

Albahaca fresca

Cebolla

Vinagre balsámico

Cuscús

Agua

Instrucciones:

Usar papel de aluminio para forrar una bandeja para hornear. Precalentar el horno a 500 grados Fahrenheit. Para hacer el salmón, combinar ⅛ cucharadita de sal y ⅛ cucharadita de pimienta. Espolvorear sobre el filete. Calentar ½ cucharada de aceite de oliva en una sartén. Dorar el filete por un lado durante cuatro minutos o hasta que esté dorado. Colocar el filete en la bandeja para hornear, con el lado sellado hacia arriba. Hornear otros cuatro minutos.

Para hacer la salsa, verter otra cucharada

de aceite de oliva en la sartén. Saltear dos cucharadas de cebolla cortada en rodajas finas durante dos minutos. Agregar un poco de sal y pimienta, ⅔ taza de tomates cherry y dos cucharadas de albahaca fresca picada. Cocinar otros dos minutos. Añadir ½ cucharada de vinagre balsámico y cocinar un minuto más.

Para hacer el cuscús, calentar ½ taza de agua y un chorrito de aceite de oliva en una olla pequeña con una tapa ajustada. Cuando el agua hierva, verter en ¼ taza de cuscús, tapar y retirar del fuego. Dejar reposar la olla durante cinco minutos hasta que el cuscús haya absorbido toda el agua. Esponjar con un tenedor.

Servir el salmón con un lado de cuscús y adornar con la salsa. Come una ensalada con tu aderezo favorito como acompañamiento. Bebe agua, té o café.

Día 2: Día sin ayuno

Desayuno: Parfait de fresa

Ingredientes:

Yogur griego

Fresas

Granola

Almendras tostadas en rodajas

Instrucciones:

Con una cuchara ¼ poner la taza de yogur griego en un vaso para parfait o sundae. Agregar ¼ taza de fresas rebanadas y ¼ taza de granola. Repetir con otra capa de yogur griego, fresas y granola. Cubrir con dos cucharadas de almendras tostadas.

Bebe agua, té o café.

Almuerzo: Sammie de jamón y queso ahumado
Ingredientes:

Pan de trigo integral

Mostaza

Jamón serrano ahumado

Gouda ahumado

Mantequilla

Instrucciones:

Untar dos rebanadas de pan con mantequilla por un lado y mostaza por el otro. Colocar el jamón ahumado y las rebanadas de Gouda en el lado de la mostaza del pan. Cocinar el sándwich en una sartén caliente, tapada, hasta que la rebanada de pan de fondo esté tostada y el queso se esté derritiendo. Destapar, voltear el sándwich y cocinar hasta que el otro lado esté tostado.

Tomar un puñado de papas fritas como acompañamiento. Beber agua, té o café.

Aperitivo: Dos manzanas
Cena: Tacos de pollo de verano
Ingredientes:

3 pechugas de pollo grandes o 5 pequeñas

Aceite de oliva

Comino (molido)

Sal

Pimienta

Cebolla

Maíz (fresco, enlatado o congelado)

Calabacines

Salsa verde

Cilantro (opcional)

Tortillas de harina

Queso rallado (cualquier tipo)

Instrucciones:

Cortar las pechugas de pollo en trozos de una pulgada. Combinar ½ cucharadita de comino molido, ⅛ cucharadita de sal, y ⅛ cucharadita de pimienta, luego espolvorear sobre las piezas de pollo. Calentar ½ cucharada de aceite de oliva en una sartén. Añadir el pollo y cocinar durante tres minutos. Luego, agregar ⅓ taza de cebolla picada, ⅓ taza de maíz y ⅓ taza de calabacín picado. Cocinar por otros dos minutos, hasta que el pollo esté listo. Agregar tres cucharadas de salsa verde y una cucharada de cilantro picado si lo desea. Cocinar durante los dos últimos minutos, revolviendo a menudo.

Dividir la mezcla de pollo entre dos o tres tortillas y poner encima queso rallado y más cilantro picado (si se desea). Come una ensalada con tu aderezo favorito como acompañamiento. Bebe agua, té o café.

Día 3: Día de ayuno

Desayuno - Saltar

Almuerzo: Ensalada Asiática de Pollo

Ingredientes:

Una pechuga de pollo deshuesada y sin piel

Ensalada (lechuga o espinacas)

Cilantro fresco, picado

Cebolla

Pepino

Una lima

Azúcar morena

Salsa de pescado

Instrucciones:

Poner la pechuga de pollo en una olla y cubrirla con agua. Hervir el agua y cocinar el pollo durante diez minutos. Cuando el pollo esté cocido, desmenuzar con dos tenedores. Mezclar la ensalada y el cilantro fresco en un bol. Picar la cebolla y el pepino. Mezclar la cebolla, el pepino y el pollo y colocarlos encima de la ensalada en el bol. Exprimir la mitad de la lima. En un segundo tazón, mezclar una cucharada de salsa de pescado, el jugo de limón y una cucharadita de azúcar morena hasta que el azúcar se disuelva. Verter sobre la ensalada.

Bebe agua, té o café.

Cena: Ñoqui de tomate y cereza
Ingredientes:

Ñoqui (1 paquete)

Tomates cherry

Salvia fresca

Ajo

Aceite de oliva

Sal

Pimienta

Instrucciones:

Cocer los ñoquis según las instrucciones del envase. Corte ½ taza de tomates cherry por la mitad y corte un pequeño diente de ajo en rodajas finas. Calentar ½ cucharada de aceite de oliva en una sartén. Añadir los tomates y el ajo, sazonar con una pizca de sal y pimienta, y cocinar hasta que los tomates se ablanden. Picar la salvia fresca y añadir todo menos una pizca a los tomates y el ajo.

Cubra los ñoquis cocidos con la mezcla de tomate, ajo y salvia. Añada la última pizca de salvia como guarnición.

Día 4: Día sin ayuno

Desayuno: Huevos a la plancha y tostadas

Ingredientes:

Huevos

Mantequilla

Pan de trigo integral

Instrucciones:

Calentar un par de pulgadas de agua en una cacerola pequeña. Una vez que el agua esté hirviendo a fuego lento, colocar dos huevos suavemente en la sartén. Cocinar a fuego lento durante cinco minutos. Verter el agua caliente. Por un minuto, poner agua fría sobre los huevos. Tostar y untar con mantequilla dos trozos de pan integral. Pelar los huevos y esparcirlos sobre la tostada, o cortar la tostada en tiras y sumergir cada tira en el huevo cocido.

Bebe agua, té o café.

Almuerzo: Sándwich de margarita tostada

Ingredientes:

Pan de trigo integral

Un tomate pequeño

Albahaca fresca

Mozzarella fresca

Sal

Pimienta

Aceite de oliva

Instrucciones:

Cubrir un trozo de pan con rodajas de tomate, mozzarella fresca y albahaca fresca. Espolvorear con sal y pimienta y cubrir con otro trozo de pan. Rociar cada lado del sándwich con una cucharada de aceite de oliva. Calentar una sartén y asar cada lado del sándwich hasta que el pan esté tostado y el queso se derrita.

Come una manzana como aperitivo. Bebe agua, té o café.

Aperitivo: Un yogur griego de tamaño individual

Cena: Pinchos de pimiento rojo y fletán

Ingredientes:

Fletán (½ lb)

Pimiento rojo

Pesto

Vinagre de vino blanco

Sal

Pinchos

Orzo

Agua

Instrucciones:

Precalentar el horno en la parrilla y engrasar ligeramente una bandeja para hornear. Cortar el fletán y el pimiento rojo en trozos de una pulgada. Mezclar tres cucharadas de pesto con dos cucharadas de vinagre de vino blanco. Verter sobre el fletán y los trozos de pimiento rojo y dejar reposar durante cinco minutos. Poner los trozos de fletán y pimiento rojo en los pinchos, alternando entre el pescado y la pimienta. Espolvorear con sal. Colocar en la bandeja para hornear engrasada y asar durante cuatro minutos. Voltee y cocine por otros cuatro minutos o hasta que esté listo.

Preparar el orzo de acuerdo a las instrucciones en el paquete. Servir como acompañamiento de los pinchos con mantequilla o pesto adicional. Bebe agua, té o café.

Día 5: Día sin ayuno

Desayuno: Muffins de salvado

Ingredientes:

1 ½ tazas de harina de trigo

¼ taza de salvado de trigo

½ cucharadita de sal

1 cucharadita de polvo para hornear

1 cucharadita de bicarbonato de sodio

2 cucharadas de mantequilla derretida

1 taza de yogur griego

½ taza de azúcar morena

1 cucharadita de vainilla

1 plátano, machacado

1 huevo

Instrucciones:

Precalentar el horno a 375 grados Fahrenheit. Engrasar un molde para muffins. Mezclar la harina de trigo, el salvado de trigo, la sal, el polvo de hornear y el bicarbonato de sodio en un tazón. Mezclar la mantequilla derretida, el yogur, el azúcar morena, la vainilla, el plátano y el huevo en un segundo recipiente. Revolver la mezcla de harina en la mezcla de yogur. Hornear durante veintidós minutos. Esta receta hace doce panecillos. Tamaño de la porción: de dos a tres panecillos.

Bebe agua, té o café.

Almuerzo: Sándwich de queso crema y

pera

Ingredientes:

Queso crema ligero

Una pera

Nueces

Brotes de alfalfa

Pan de trigo integral

Instrucciones:

Tostar dos rebanadas de pan y untarlas con una cucharada de queso crema. Colocar en una tostada las rebanadas finas de pera, las nueces finamente picadas y los brotes de alfalfa. Cubrir con la segunda rebanada de pan tostado.

Come una ensalada con tu aderezo favorito como aperitivo. Bebe agua, café o té.

Aperitivo: Dos naranjas

Cena: Muslos de pollo crujientes

Ingredientes:

Dos muslos de pollo

Aceite de oliva

Sal

Pimienta

Cebolla

Agua

Jugo de limón

Miel

Cuscús

Instrucciones:

Espolvorear sal y pimienta sobre los muslos de pollo y calentar ½ cucharada de aceite de oliva en una sartén. Colocar los muslos de pollo en la sartén y cocinar durante cuatro o cinco minutos por cada lado hasta que estén dorados. Retirar de la sartén y mantener caliente.

Agregar dos cucharadas de cebolla cortada en rodajas finas a la sartén y cocinar hasta que la cebolla se ablande y se dore, aproximadamente dos minutos. Añadir ½ cucharada de zumo de limón, una cucharada de agua y ½ cucharada de miel a las cebollas. Cocinar un minuto. Colocar los muslos de pollo de nuevo en la sartén y cubrir con la mezcla de cebolla.

Para hacer el cuscús, calentar ½ taza de agua y un chorrito de aceite de oliva en una olla pequeña con una tapa ajustada. Cuando el agua hierva, verter en ¼ taza de cuscús, tapar y retirar del fuego. Dejar reposar la olla durante cinco minutos hasta que el cuscús haya absorbido toda el agua. Esponjar con un tenedor.

Sirva los muslos de pollo pegajosos con cuscús y una ensalada con su aderezo favorito. Bebe agua, té o café.

Día 6: Día de ayuno

Desayuno - Saltar

Almuerzo: Ensalada Mediterránea

Ingredientes:

Ensalada (lechuga o espinacas)

Sardinas en salsa de tomate

Alcaparras

Aceitunas negras

Aceite de oliva

Vinagre de vino tinto

Instrucciones:

Colocar aproximadamente una taza de ensalada en un tazón. Escurrir las sardinas en un segundo recipiente. Mezclar el jugo de tomate de las sardinas con el aceite de oliva y el vinagre de vino tinto.

Picar las aceitunas, mezclar con las sardinas y las alcaparras y espolvorear sobre la ensalada. Cubrir con el aderezo de tomate, aceite de oliva y vino tinto.

Bebe agua, té o café.

Cena: Tostada de Aguacate con Tomates Asados

Ingredientes:

Aguacate

Tomate

Aceite de oliva

Pan de trigo integral

Jugo de limón

Chile en polvo

Espinacas

Instrucciones:

Cortar un tomate pequeño en rodajas de ¼ pulgadas. Calentar ½ cucharada de aceite de oliva en una sartén y asar los tomates hasta que estén blandos. Triturar un aguacate y mezclar con una pizca de chile en polvo y una cucharada de jugo de limón. Tostar el pan integral. Untar el puré de aguacate sobre el pan. Cubrir con los tomates asados y un poco de espinacas.

last

Día 7: Día sin ayuno

Desayuno: Huevos al sol con panecillos tostados

Ingredientes:

Aceite de oliva

Huevos

Muffins de salvado

Mantequilla

Sal

Pimienta

Instrucciones:

Calentar el aceite de oliva en una sartén. Romper dos huevos en la sartén. Cubrir la sartén. Cocinar unos cinco minutos, o hasta que las yemas estén tan cocidas como se desee. Cortar dos muffins de salvado (a partir del día 5) por la mitad y untarlos con mantequilla. Calentar una segunda sartén y colocar las mitades del panecillo con la mantequilla hacia abajo. Cocine hasta que estén tostadas. Salpimentar los huevos y disfrutar con los

panecillos tostados.
Bebe agua, té o café.

Almuerzo: Sándwich de jamón con chutney de arándanos rojos

Ingredientes:

Pan de trigo integral

Mostaza

Jamón serrano ahumado

Lechuga o espinacas

Chutney de arándanos rojos

Instrucciones:

Untar dos rebanadas de pan con mostaza. Agregar una capa de jamón y una capa de chutney de arándanos a una rebanada de pan. Cubrir con lechuga o espinacas y la segunda rebanada de pan. Para un sándwich caliente, tuéstelo en una parrilla para paninis o en la estufa.

Come una manzana de lado. Bebe agua, café o té.

Aperitivo: ½ taza de fruta seca (albaricoques, pasas, pasas, dátiles, arándanos, plátanos, etc.)

Cena: Filete de salmón frotado con mostaza

Ingredientes:

Un filete de salmón

Mostaza

Cúrcuma molida

Ajo en polvo

Pimiento rojo molido

Miel

Sal

Espinacas

Arroz

Agua

Instrucciones:

Precalentar el horno en la parrilla. Recubrir una sartén con papel de aluminio y rociar con aerosol de cocina si se desea. Para preparar el salmón, mezcle una cucharadita de mostaza y ½ cucharadita de miel con ⅛ cucharadita de cúrcuma molida, una pizca de polvo de ajo, ⅛ cucharadita de pimienta roja molida y ⅛ cucharadita de sal. Frotar el filete de salmón con la mezcla de mostaza y ponerlo en la sartén. Asar durante ocho minutos.

Para preparar el arroz, hervir ⅔ taza de agua salada en una olla con una tapa bien ajustada. Añadir ⅓ taza de arroz y reducir el fuego a un nivel bajo. Dejar cocer a fuego lento entre quince y veinte minutos, hasta que se absorba toda el agua.

Para preparar las espinacas, colocar una taza de hojas de espinacas frescas en una vaporera o en un recipiente para microondas. Calentar las espinacas en el horno o en el microondas hasta que se marchiten, dos o tres minutos.

Servir el salmón con el arroz y las espinacas como guarnición. Bebe agua, té o café.

Día 8: Día de entrenamiento

Desayuno - Saltar

Almuerzo: Pollo frito con guisantes, brócoli y hongos

Ingredientes:

2 (4 oz.) pechugas de pollo deshuesadas

2 tazas de ramilletes de brócoli

1 taza de guisantes

1 taza de hongos en rodajas

4 cucharadas de caldo de pollo

3 cdtas. de salsa de soya baja en sodio

2 cdtas. de aceite de ajonjolí

1 taza de arroz integral, cocido al vapor

Instrucciones:

En una sartén grande, cubrir ligeramente con aceite de oliva o aerosol de cocina y cocinar el pollo a fuego medio - unos 10 minutos. Retirar el pollo de la sartén y agregar los hongos, el brócoli y los guisantes. Cocinar las verduras hasta que estén ligeramente ablandadas, unos 6 minutos. Luego, devolver el pollo a la sartén y sazonar con aceite de sésamo, salsa de soja y caldo de pollo. Servir con ½ taza de arroz integral.

Cena: Pizza magra
Ingredientes:
62 g de pan de tortilla (2 rebanadas)
20 g de tomate puro
65 g de queso (5% de grasa)
50 g de jamón
30 g de camarones
20 g de champiñones
40 g de tomate
Albahaca fresca y orégano
Instrucciones:

Precalentar el horno a 350 grados. Preparar la pizza colocando dos rebanadas de pan de tortilla en una bandeja para hornear. Untar la salsa de tomate sobre el pan de tortilla. Luego agregar el queso, el jamón, los camarones, los tomates y los hongos. Colocar en el horno y hornear durante 10 minutos. Dejar enfriar y añadir la albahaca y el orégano frescos. ¡Disfrute!

Día 9: Día de cardio

Desayuno - Saltar

Almuerzo: Tazón para Pollo y Arroz

Ingredientes:

2 oz. de pechuga de pollo, a la parrilla y cortada en cubos

1/3 taza de maíz

1/3 taza de chícharos verdes

½ taza de arroz integral - al vapor

Instrucciones:

Preparar los alimentos de acuerdo a las instrucciones. Combinar el pollo con el maíz, los guisantes verdes y el arroz y mezclar. ¡Disfrute!

Cena: Hamburguesa de pavo sin grasa

Ingredientes:

4 oz. de pavo sin grasa molido

2 cdas. de salsa baja en sodio

2 cdas. de cebolla, picada finamente

1 panecillo integral para hamburguesas

1 taza de ejotes al vapor

Instrucciones:

Combinar el pavo molido, la cebolla y la salsa y mezclar. Formar una hamburguesa grande y adornar hasta que esté cocida. Colocar la hamburguesa en el pan y servir con los ejotes como guarnición.

Día 10: Día de entrenamiento
Desayuno - Saltar
Almuerzo: Albóndigas de pollo
Ingredientes:
3 oz. de pollo molido magro
1 clara de huevo

1 taza de ejotes cocidos

½ taza de salsa de tomate

½ pasta integral - cocida

1 cda. de pan rallado

Instrucciones:

Precalentar el horno a 375 grados. Combinar el pollo molido con la clara de huevo y el pan rallado. Mezclar bien y formar albóndigas de 1 pulgada. Colocar las albóndigas en una bandeja para hornear y hornear durante 15 a 20 minutos. Servir las albóndigas sobre la pasta y la salsa de tomate con los ejotes como guarnición.

Cena: Salmón a la parrilla con espárragos al vapor

Ingredientes:

4 oz. de filete de salmón

1 cdta. de mostaza con miel

1/c taza de pasta integral, cocida al dente

Espárragos al vapor

Instrucciones:

Untar mostaza con miel para el filete de salmón. Asar a la parrilla durante 12 minutos o hasta que esté cocido. Servir el salmón sobre la pasta con espárragos al vapor como guarnición. ¡Disfrute!

Ejercicio: Hombros/Tríceps

Descanso entre intervalos: 1:30 min

10 Prensa de Hombro de Barra x 3 repeticiones

10 mancuernas Arnold Press x 3 repeticiones

8 Prensa de banco de agarre cercano x 3 repeticiones

6 Mancuernas Levantamiento lateral x 3 repeticiones

4 inmersiones ponderadas de tríceps x 3 repeticiones

Día 11: Día de descanso

Desayuno - Saltar

Almuerzo: Pollo Cítrico con Zanahorias Glaseadas

Ingredientes

4 oz. de pechuga de pollo deshuesada

1 taza de zanahorias - rebanadas y rebanadas

2 cdas. de jugo de limón

1/2 cucharada de aceite de oliva virgen

2 cdtas. de miel

½ cdta. de pimentón

Sal marina y pimienta

Instrucciones:

Precalentar el horno a 375 grados. Colocar la pechuga de pollo en un plato, cubierta con jugo de limón, aceite de oliva, sal marina, pimentón y pimienta. Colocar en el horno y hornear de 15 a 20 minutos, o hasta que estén bien cocidos. Mientras se hornea, mezclar el glaseado de miel con las zanahorias. Servir las pechugas de pollo con miel glaseada.

Cena: Bistec con brócoli

Ingredientes:

3 oz. de bistec de falda o solomillo

1 papa al horno pequeña

2 cdas. de mostaza Dijon

1 taza de brócoli al vapor

Jugo de limón

Sal marina y pimienta

Instrucciones:

Untar ligeramente el bistec con aceite de oliva y espolvorear con sal y pimienta al gusto. Asar el bistec uniformemente por ambos lados durante cinco minutos o hasta que esté listo. Servir el bistec junto con mostaza Dijon, papas al horno y brócoli rociado con limón.

Día 12: Día de entrenamiento

Desayuno - Saltar

Almuerzo: Hamburguesa sin grasa

Ingredientes:

4 oz. de carne molida sin grasa

1 panecillo inglés de trigo integral

1 taza de verduras mixtas

½ taza de bayas

Instrucciones:

Hacer hamburguesas con la carne molida. Asar a la parrilla la hamburguesa de carne. Colocar la hamburguesa sobre el panecillo inglés y servir con las verduras y bayas mezcladas a un lado.

Cena: Pasta integral con queso feta y verduras

Ingredientes:

¾ taza de pasta integral

1/3 taza de queso feta

1 taza de verduras mixtas

Instrucciones:

Cocinar la pasta según las instrucciones del paquete. Cubrir la pasta con queso feta desmenuzado y verduras mixtas.

Ejercicio: Día de espalda

Descanso entre intervalos: 1:30 min

10 dominadas de agarre ancho x 3 repeticiones

8 dominadas de agarre estrecho x 3

repeticiones

6 remo inclinado con barra x 3 repeticiones

6 remo inclinado con barra x 3 repeticiones

4 peso muerto con barra x 3 repeticiones

Día 13: Día de cardio

Desayuno - Saltar

Almuerzo: Bacalao al horno con mezcla de verduras al vapor

Ingredientes:

4 oz. de Filete de bacalao

2 cdas. de pan molido

1 cdta. de aceite de oliva

Sal y pimienta

1 taza de verduras mixtas al vapor

Instrucciones:

Precalentar el horno a 375 grados. Cubrir el filete de bacalao con sal, pimienta, aceite de oliva y pan molido. Colocar en una bandeja para hornear y hornear durante 12-15 minutos hasta que se obtengan resultados escamosos. Sirva el bacalao con 1 taza de verduras al vapor como guarnición.

Cena: Omelet para cenar

Ingredientes:

1 huevo - entero

2 claras de huevo

1 rebanada de pan integral

1 taza de espinaca bebé

¼ taza de queso feta

Instrucciones:

En una sartén, cubrir ligeramente con aerosol de cocina. Mezclar el huevo, las claras de huevo, las espinacas y el queso feta hasta que estén bien combinados. Cocinar la mezcla durante 3 minutos o hasta que esté bien cocida. Servir el omelette con pan integral.

Día 14: Día de descanso

Desayuno - Saltar

Almuerzo: Wrap[1] de carne de res asada

Ingredientes:

4 oz. de carne asada magra en tajadas

2 rebanadas de aguacate

1 tomate pequeño en rodajas

1 tortilla integral

1 taza de bayas mixtas - frescas o congeladas

Instrucciones:

Colocar la tortilla en el plato. Agregar las rebanadas de carne, el aguacate y el tomate en la tortilla y enrollar. Servir con las bayas mezcladas a un lado. ¡Disfrute!

Cena: Plato de pollo asado

Ingredientes:

4 oz. Pechuga de pollo asada

1 cdta. de aceite de oliva

---

[1] Un wrap es una variante del taco o burrito que incluye rellenos típicos de sándwich envueltos en una tortilla, pita, lavash o pan. Los más populares son los que están rellenos de pollo, pero también los hay de carne de ternera o camarones. Son platillos muy populares en cines, cafeterías o restaurantes. (N. del T.).

1 cdta. de jugo de limón

1 taza de verduras mixtas

1 manzana granny smith - picada

Instrucciones:

Servir el pollo con la ensalada verde mezclada con aceite de oliva y jugo de limón. Agregar la manzana en rodajas como postre.

Día 15: Día de entrenamiento

Desayuno - Saltar

Almuerzo: Plato de Cóctel de Camarones

Ingredientes:

4 oz. de camarones hervidos y enfriados

1 panecillo integral

1 taza de verduras mixtas

2 cdas. de salsa cóctel

Limón fresco

Instrucciones:

Sirva los camarones preparados con salsa coctelera y limón. Disfrute de la cena y las verduras mixtas como guarnición.

Cena: Tortilla de proteína para pizza

Ingredientes:

1 tortilla integral

2 oz. de pollo a la parrilla en rodajas

¼ taza de salsa de tomate

¼ queso mozzarella - descremado

1 taza de brócoli al vapor

Instrucciones:

Precalentar el horno a 350 grados. Agregar la salsa de tomate, el queso mozzarella y el pollo a la tortilla. Hornear durante 10 minutos y servir con brócoli al vapor a un lado.

Día 16: Cardio

Desayuno - Saltar

Almuerzo: Sashimi

Ingredientes:

3 oz. de sashimi fresco

½ taza de arroz integral - cocido

2 cdas. de aderezo de jengibre asiático

Ensalada verde mixta

Instrucciones:

Cortar el sashimi en 6 trozos. Agregar una guarnición de arroz y ensalada verde mezclada con el aderezo asiático.

Cena: Chili de pavo

Ingredientes:

1 taza de chili de pavo - hecho en casa o comprado en la tienda

2 claras de huevo hervidas

2 cdas. de vinagre de vino tinto

1 cdta. de aceite de oliva

1 taza de ensalada verde mixta

Instrucciones:

Servir el chile con 2 claras de huevo duro y una ensalada verde mezclada con aceite y vinagre.

Día 17: Entrenamiento

Desayuno - Saltar

Almuerzo: Envoltura de lechuga de pavo con ensalada de frijoles

Ingredientes:

2 oz. de rodajas de pechuga de pavo deli

1 cda. de aderezo ruso

1 tomate en rodajas

Hojas de lechuga grandes

¼ taza de garbanzos

¼ taza tomate picado

¼ taza apio picado

¼ taza de frijoles riñón

1 cdta. de aceite de oliva virgen

Jugo de limón

Sal y pimienta

Instrucciones:

Preparar las hojas de lechuga con el pavo, el tomate en rodajas y el aderezo ruso en una envoltura. Servir el envoltorio de lechuga con la ensalada de frijoles.

Cena: Ensalada de atún y tomate

Ingredientes:

4 oz. de atún empacado en agua

1 tomate grande - sin relleno, quitar las semillas

3 piezas de pan tostado integral

¼ taza apio picado

¼ taza de cebolla roja picada

1 cda. de mayonesa baja en grasa

1 cdta. de mostaza Dijon

Instrucciones:

Combinar el atún, la cebolla, el apio, la mayonesa y la mostaza y mezclar. Colocar la mezcla en el tomate hueco. Servir con pan tostado.

Día 18: Día de descanso

Desayuno - Saltar

Almuerzo: Plato para fiambres

Rinde una porción; 289 calorías, 12g de grasa, 27g de proteína y 20 carbohidratos por porción.

Ingredientes:

2 oz. de jamón rebanado

2 oz. de pechuga de pavo deli

1 oz. de queso suizo bajo en grasa, cortado en rodajas finas

1 tomate maduro en rodajas

Galletas integrales –de 100 calorías

Instrucciones:

Preparar sus propios sándwiches de galletas saladas con los ingredientes suministrados.

Cena: Chili de pavo

Rinde una porción; 310 calorías, 10g de grasa, 23g de proteína, 30g de carbohidratos por porción.

Ingredientes:

1 taza de chile - pavo o vegetales

2 claras de huevo hervidas

Vinagre de vino tinto

1 cdta. de aceite de oliva

Verduras mixtas

Instrucciones:

Preparar el chili según las instrucciones. Servir el chili con 2 huevos duros con aceite y vinagre sobre una ensalada verde mixta.

Día 19: Día de entrenamiento

Desayuno - Saltar

Almuerzo: Sándwich de mantequilla de nueces y jalea con proteínas

Ingredientes:

1 rebanada de pan integral

1 cda. de frutas en conserva

1 cda. de mantequilla de nueces - cacahuate o almendra

½ taza de queso cottage

Instrucciones:

Cortar la rebanada de pan por la mitad. Agregar la mantequilla de nueces y las conservas y mezclar. Servir con el queso cottage a un lado.

Cena: Plato de carne fría

Ingredientes:

2 oz. de pechuga de pavo en rodajas

1 oz. de queso suizo rebanado bajo en grasa

2 oz. de jamón en rodajas

1 tomate en rodajas

Galletas integrales - de 100 calorías

Instrucciones:

Elaborar sus mini sándwiches de galletas saladas con los ingredientes incluidos.

Ejercicio: Espalda

Descanso entre el set 1:30 min

4 Levantamiento de pesas x 4 repeticiones

6 Chin Ups x 4 repeticiones

10 Chin Ups de agarre cprtp x 10 repeticiones

Día 20: Día del Cardio

Desayuno - Saltar

Almuerzo: Sashimi

Ingredientes:

3 oz. de sashimi - 6 piezas

½ taza de arroz integral - al vapor

2 cdas. de aderezo de jengibre asiático

1 taza de ensalada verde mixta

Instrucciones:

Disfrute del sashimi cortado con una guarnición de arroz integral y ensalada verde mezclada con aderezo asiático para completar el conjunto.

Cena: Pasta integral con queso feta y verduras

Ingredientes:

1 taza de vegetales mixtos al vapor

1/3 taza de queso feta

¾ taza de pasta integral

Instrucciones:

Agregar verduras mixtas al vapor y queso

feta a la pasta integral para obtener un plato ligero para la cena. ¡Disfrute!

Día 21: Día de descanso

Desayuno - Saltar

Almuerzo: Wrap de pollo ranch

Ingredientes:

1 rebanada de tortilla integral

1 tomate - rebanada

2 rebanadas de lechuga

Apio en rama - un puñado

1 cda. de aderezo Ranch

Instrucciones:

Rellenar el wrap con pechuga de pollo, tomate, lechuga y aderezo Ranch. Sirva con palitos de apio como guarnición.

Cena: Nizarda[2] de salmón

Ingredientes:

3 oz. de filete de salmón

5 aceitunas negras

2 tazas de ensalada verde mixta

1 taza de judías verdes

1 papa roja pequeña - hervida

Jugo de limón

Sal y pimienta

Instrucciones:

Cocinar el salmón al gusto. Agregue dos tazas de verduras mezcladas con frijoles,

---

[2] La ensalada nizarda (en francés conocida como salade niçoise) es una ensalada típica de la región de Niza (N. del T.).

aceitunas y papas. Sazonar con sal y pimienta recién exprimida del jugo de limón.

Día 22: Día de cardio

Desayuno - Saltar

Almuerzo: Pimientos Rellenos Provenzal

Ingredientes

2 Pimientos Rojos

4 Corazones de alcachofa (en lata, sin aceite, 88g)

4 tomates cherry (45g)

4 Aceitunas Negras, escurridas (10g)

2 filetes de anchoa, enjuagados y escurridos (8g)

2 cucharadas de albahaca fresca, cortada en tiras

2 rocíos de aceite de oliva Frylight en aerosol

Una pizca de pimienta negra molida

Sal de Mar de Pizca (Kosher)

Instrucciones

Precalentar el horno a 180ºC, 375ºF, termostato en 6.

Comenzar enjuagando bien todos los alimentos enlatados (corazones de alcachofa, aceitunas, filetes de anchoa) para eliminar la salmuera y la sal de enlatado, y luego secar con una palmadita en el papel de cocina.

Con un cuchillo de cocina afilado, cortar cada pimiento por la mitad a través del tallo. Retirar la cáscara y las semillas y desechar, pero manteniendo el tallo en su lugar, ya que esto ayudará a mantener los pimientos en forma cuando se cocinen. Transferir las mitades, con los lados cortados hacia arriba, a un recipiente para asar.

Cortar por la mitad los corazones de alcachofa, las aceitunas y los tomates y distribuirlos uniformemente entre las 4 mitades de pimiento. Picar los filetes de anchoa y abrirlos en huecos en los pimientos rellenos. Por último, cortar las hojas de albahaca en chiffonade (cortadas en tiras finas), esparcir sobre los pimientos rellenos y rociarlos con 2 chorros de aceite de oliva marca Frylight.

Cubrir el asador con papel de aluminio y hornear en el horno durante 25 minutos.

Los pimientos se pueden servir inmediatamente calientes al salir del horno, o se pueden dejar enfriar y servir a temperatura ambiente para un almuerzo empacado.

Cena: Fetuccine Alfredo de Pollo

Ingredientes:

Salsa Alfredo

2 dientes de ajo

2 cucharadas de mantequilla

1/2 taza de crema espesa

4 cucharadas de parmesano rallado

1/2 cucharadita de albahaca seca

Pollo y fideos

1 cucharada de aceite de oliva

2 muslos de pollo

Fetuccine Miracle Noodle 1 bolsa

Sal y pimienta

Instrucciones:

Poner un poco de ajo picado con mantequilla en la sartén a fuego lento durante unos 2 minutos. Añadir la crema espesa y dejar que se caliente durante 2 minutos más.

Agregar el parmesano, 1 cucharada a la vez mientras se revuelve. Añadir el condimento y la albahaca seca y dejar cocer durante 4 minutos a fuego lento hasta que empiecen a espesarse. La salsa Alfredo está lista.

Añadir un poco de aceite a otra sartén a fuego medio y freír los muslos de pollo durante unos 8 minutos. Retirar del fuego y desmenuzar.

Hervir los fideos Miracle limpios durante unos 3 minutos.

Poner los fideos en la sartén con el pollo, añadir la salsa alfredo y mezclar durante 3 minutos a fuego medio.

¡Servir y disfrutar!

Día 23: Día de entrenamiento

Desayuno - Saltar

Almuerzo: Sándwich Reubén a la Parrilla

Ingredientes

28g (1 oz) de Pastrami en rodajas finas

15 g (1 cucharada) 3% Queso blando graso

10g (1½ cdta.) Queso Cheddar Maduro Rallado 50% Menos Grasa

2 cucharadas de chucrut, enjuagado y escurrido

1 cucharadita de ketchup de tomate

1 pepinillo de eneldo, enjuagado y escurrido, cortado en rodajas

1 rebanada fina de pan para sándwich

Instrucciones

Precalentar la parrilla. Enjuagar y escurrir el pepinillo y el chucrut para eliminar el exceso de sal. Mezclar el ketchup y el queso blando, dividir el sándwich y untar con la mezcla. En una de las mitades finas del sándwich, coloque una capa de chucrut, pastrami, rodajas de pepinillos de eneldo y queso rallado. Cubra con el resto del sándwich hasta la mitad y asegure con un palito de cóctel.

Cocine los sándwiches de 2 a 3 minutos en una parrilla saludable o cocine 2 minutos por cada lado en una parrilla de cocina.

Cena: Estofado picante de carne de res doble Crockpot

Ingredientes

1.5 libras de estofado de carne de res

2 latas de 14.5 onzas de tomates picados listos para el chile (orgánicos)

1 cda. de mezcla de chili (preempacado o uno que usted mismo hizo)

1 taza de caldo de res

2 cucharaditas de salsa picante

1 cda. de salsa Worcestershire

Sal (al gusto)

Instrucciones

Poner la olla a fuego alto, añadir todos los ingredientes y mezclar.

Cocinar durante unas 6 horas a fuego alto.

Romper la carne con un tenedor y separarla dentro de la olla.

Agregue sal al gusto.

Cocine por 2 horas a fuego lento.

Día 24: Día de descanso

Desayuno - Saltar

Almuerzo: Pizza baja en carbohidratos

Ingredientes:

¾ taza de mozzarella

½ taza de salsa Marinara

4 rebanadas de pepperoni

½ cucharadita de albahaca

½ cucharadita de orégano

Instrucciones:

1. Poner ½ del queso mozzarella en una sartén y dejar que se caliente, se derrita y se caramelice. Cuando el color sea razonablemente oscuro, utilizar una espátula para sacar el disco de queso de la sartén. Esta será la base para tu pizza.

2. A continuación, verter la salsa marinara asegurándose de que cubra toda la base de queso y llegue hasta los bordes.

3. Colocar el resto de la mozzarella encima de la pizza, y las rodajas de pepperoni también.

4. Espolvorear sobre el condimento de

albahaca y orégano.

5. Calentar bajo la parrilla hasta que la mozzarella sobre la pizza se haya derretido.

Cena: Ensalada de queso de cabra, aguacate y tocino

Ingredientes:

Queso de cabra - 230 g

Tocino - 230 g

Aguacates - 2 piezas

Nueces - 115 g

Rúcula - 115 g

Aderezo

Jugo fresco de ½ limón

Mayonesa casera - 120 g

Aceite de oliva - 120 g

Crema doble - 50 g

Instrucciones:

Antes de empezar a cocinar esta maravillosa ensalada, encender el horno y precalentarlo a 200°C. Colocar el papel antigrasa en un molde redondo poco profundo.

Cortar el queso en rodajas redondas (unos 25 mm) y colocarlas en el molde redondo. Hornear hasta que la corteza esté dorada.

Tomar el tocino, cortarlo en rodajas y freír hasta que esté crujiente.

Tomar un aguacate, lavarlo y secarlo con una toalla de papel, cortarlo en bloques pequeños.

Coloque la rúcula en el plato. Encima de las hojas poner los cubos de aguacate, agregar el tocino crujiente frito y las rebanadas redondas de queso de cabra frito. Espolvorear con nueces trituradas.

Mezclar los ingredientes para dar sabor a la ensalada: zumo de limón recién exprimido, 120 g de aceite de oliva, mayonesa - 120 g y doble crema - 50 g. Poner una cucharadita de hierbas frescas.

Sal y pimienta al gusto.

Día 25: Día de cardio

Desayuno - Saltar

Almuerzo: Salteado de langostinos con chile dulce

Ingredientes:

60g (2/3 Taza) Repollo chino / Nappa, picado

1 Zanahoria mediana (60g)

½ Pimiento rojo

50g (1/3 taza) Frijoles de Edamame de Soja congelados y con vaina

60g (½ Copa) Brotes de soja (Mung)

100g (1 taza) Castaño (Baby Portabella) Setas

60g (½ Cup) Mange Tout (Guisantes de Nieve)

60g (½ Taza) Maíz bebé

2 cucharadas de salsa de chile dulce tailandés

100g (2/3 taza) Langostino cocido/gambas

Sal de Mar de Pizca (Kosher)

1 Diente de ajo

2 aerosoles de aceite de oliva Frylight

Instrucciones:

Cortar la zanahoria y el pimiento en tiras. Limpiar los champiñones y cortarlos en rodajas. Reducir a la mitad el mange tout y el maíz tierno.

Calentar un wok a fuego medio y rociar dos veces con aceite de oliva Frylight en aerosol. Comience a freír los pimientos, los hongos, la zanahoria y el maíz. Después de 3 minutos, añadir el resto de las verduras y seguir salteando durante otros 3 minutos.

Añadir los frijoles edamame y los langostinos y continuar la cocción hasta que los frijoles estén completamente descongelados y los langostinos completamente calientes. Retire del fuego y mezcle con la salsa de chile dulce tailandés.

Sazonar con sal y servir.

Cena: Pechugas de pollo rellenas de albahaca y parmesano:

Ingredientes:

4 Pechugas de pollo, deshuesadas y sin piel

1 taza de queso parmesano, desmenuzado o rallado

1/4 de taza de queso crema, con toda la grasa

1/4 taza de albahaca fresca, picada

1 diente de ajo, picado

2 cucharadas de aceite de coco (o aceite de oliva virgen extra)

1/8 de cucharada de sal rosa del Himalaya

1/8 de cucharada de pimienta negra, recién molida

Instrucciones:

En una cacerola pequeña a fuego lento, fundir el queso parmesano, el queso crema, la albahaca, el ajo, la sal rosa del Himalaya y la pimienta negra.

Mientras la mezcla anterior se calienta, cortar cavidades en cada pechuga de pollo. Cortar esta cavidad en el lado grueso para que se cocine uniformemente y no se deshaga durante el proceso de cocción.

Usando todo excepto 1/4 de taza del relleno, rellene cada pechuga de pollo uniformemente. Usando dos dientes por cada pieza de pollo, sellar el lado abierto de la pechuga de pollo para evitar que el relleno se caiga durante el proceso de cocción.

En una sartén mediana, derretir el aceite hasta que esté caliente y luego cocinar el pollo durante unos 5 minutos por cada lado. Asegúrese de que cada lado esté dorado y cocido uniformemente.

Después de que el pollo esté cocido por ambos lados, cubrirlo con el resto del relleno de queso y tapar la sartén. Dejar que se sigan cocinando hasta que el queso se derrita, y luego servir caliente.

Día 26: Día de descanso

Desayuno - Saltar

Almuerzo: Sopa de Frijoles Mung y Espinacas

Ingredientes:

2 1/2 tazas de Frijoles Mung germinados cocidos

3 tazas de espinaca bebé fresca

1 cda. de aceite

3 dientes de ajo, picados

1 cebolla mediana, rebanada

1 tomate pequeño, cortado en cubitos

Jugo de 1 lima

Sal al gusto

2 tazas de agua

Instrucciones:

En una olla instantánea, sofreír el ajo y la cebolla en aceite de oliva durante dos minutos, revolviendo con frecuencia. Agregar sal al gusto.

Poner todos los ingredientes restantes en la olla instantánea.

Tapar la tapa y dejar reposar durante 15

minutos.

Permitir que la presión baje naturalmente cuando termine. Revolver durante unos minutos hasta que todos los ingredientes estén bien cocidos.

Ajustar la sal al gusto. Apagar la olla instantánea.

Servir caliente.

Cena: Pasta Carbonara

Ingredientes:

3 porciones de pasta delgada

5 oz. de tocino

2 yemas de huevo

1 huevo entero

1 cda. de crema espesa

1/3 taza de parmesano rallado

3 cdas. de albahaca picada

Pimienta negra al gusto

Instrucciones:

Comenzar preparando la pasta según las instrucciones del paquete.

Continuar cortando el tocino en cubos y cocinándolo en una sartén honda hasta obtener un tocino crujiente. Una vez cocido, conservar sólo 1/3 de la grasa de tocino y colocar el tocino en un plato pequeño.

A continuación, arrojar el huevo, el queso parmesano y las yemas de huevo en la grasa de tocino guardada y mezclar los ingredientes hasta que estén bien combinados.

Finalmente, añadir la pasta delgada a la mezcla de grasa de tocino y cocinar a fuego alto hasta que la pasta esté un poco crujiente.

Retirar del fuego la mezcla de pasta crujiente y mezclar todo en la sartén. Separar en 3 porciones y si se desea sazonar con pimienta negra antes de servir.

Día 27: Día de cardio

Desayuno - Saltar

Almuerzo: Sándwich de atún con mayonesa

Ingredientes:

60g (2 oz) Atún sin escurrir, capturado con caña y anzuelo en salmuera

20 g (1 cucharada + 1 cucharada) 3% Queso blando graso

20g (½ Cup) Berros frescos

Sándwich de trigo integral fino

Instrucciones:

Desmenuzar el atún en un bol y combinarlo con el queso. Abrir el sándwich fino y rellenar con la mezcla de atún y berros. Los sándwiches se sirven juntos.

Día 28: Día de entrenamiento

Desayuno - Saltar

Almuerzo: Coliflor gratinada (V)

Ingredientes:

300 g (3 tazas) de floretes de coliflor

120mls (½ Copa) Leche semi descremada (reducida en grasa)

20 g (3 cucharadas) de queso Cheddar maduro rallado con 50% menos de grasa

7g (1 cucharada) de queso parmesano fresco finamente rallado

½ cdta. de polvo de mostaza seca

1 cdta. de harina de maíz/almidón de maíz

Una pizca de pimienta negra molida

Una pizca de sal de mar (Kosher)

Instrucciones:

Precalentar el horno a 180ºC, 375ºF, termostato en 6.

Cocer al vapor los ramilletes de coliflor durante 5 minutos y luego pasarlos a un plato resistente al horno.

Mientras tanto, en un tazón pequeño, afloje (disuelva) la harina de maíz (maicena) con un poco de leche fría. Calentar el resto de la leche hasta que esté hirviendo a fuego lento, revolver la maicena disuelta de nuevo para asegurarse de que aún está completamente disuelta y luego batir rápidamente la mezcla en la leche caliente. Continuar batiendo hasta que la salsa espese, luego dejar cocer a fuego lento durante 1 minuto. Añadir la mostaza en polvo y los quesos rallados. Revolver hasta que el queso se haya derretido y sazonar con sal y pimienta al gusto.

Verter sobre los ramilletes de coliflor y

hornear hasta que estén dorados.

Cena: Salmón horneado

Ingredientes:

2 filetes de salmón (6 onzas)

1 cucharada de perejil fresco, picado

1 cucharada de jugo de limón

1 cucharadita de pimienta negra molida

1 cucharadita de sal

1 cucharadita de albahaca seca

6 cucharadas de aceite de oliva ligero

2 dientes de ajo, picados

Instrucciones:

Mezclar el perejil, el zumo de limón, la pimienta, la sal, la albahaca, el aceite de oliva y el ajo para preparar el marinado.

Colocar los filetes de salmón en una fuente mediana para hornear separada y cubrirlos con el marinado. Dejar marinar durante 1 hora aproximadamente en la nevera.

Precalentar el horno a 375 grados F, luego poner los filetes sobre papel de aluminio y cubrirlos con más marinado.

Poner los filetes en el papel de aluminio en el plato para hornear de vidrio y meterlos en el horno precalentado durante unos 35 minutos. Cuando esté listo, el salmón se escamará fácilmente.

Día 29: Día de descanso

Desayuno - Saltar

Almuerzo: Trufas de Moka
Ingredientes:
1 taza de mantequilla sin sal, ablandada
3-4 cucharadas de café muy cargado
2 cucharadas de cacao en polvo
2 cucharadas de Sukrin Gold, o edulcorante de su elección
½ Cucharadita de canela molida
½ Cucharadita de vainilla en polvo

Instrucciones:
En un recipiente, combinar la mantequilla con el resto de los ingredientes. Utilizar un tenedor para mezclar bien.
Hacer trufas pequeñas con las manos o con dos cucharaditas. Colóquelas en un plato cubierto con papel de pergamino y póngalas en el congelador o en la nevera.

Cena: Salteado de calabacín y tocino
Ingredientes:
4 rebanadas de tocino, picado
1 onza de cebolla, picada, 1/4 de taza
2 calabacines medianos, cortados en

medias lunas, 12 onzas
Sal y pimienta, al gusto
2 huevos, fritos en 1 cucharada de mantequilla

Instrucciones:
En una sartén mediana, freír el tocino hasta que empiece a dorarse y derretir su grasa. Añadir la cebolla y el calabacín.
Cocinar y revolver a fuego medio-alto hasta que el calabacín esté tierno y caramelizado y el tocino esté completamente cocido.
Sazonar al gusto con sal y pimienta mientras se cocina. Transferir la mezcla de calabacines a un plato para servir y mantener caliente.
En la misma sartén, freír dos huevos en mantequilla. Sirva los huevos sobre la mezcla de calabacines.

Día 30: Día de cardio

Desayuno - Saltar

Almuerzo: Ensalada de atún

Ingredientes:

1 cucharada de aceite de oliva extra virgen

1 cucharada de jugo de limón fresco

1 manojo mediano de cebollines

2 cucharadas de mayonesa

2 huevos orgánicos, duros

140 g de atún en lata, escurrido

1 lechuga pequeña, Little Gem o Romaine

Sal como, por ejemplo, la sal rosa del Himalaya

Instrucciones:

Lavar y escurrir las hojas de lechuga y colocarlas en un recipiente para servir. Agregar el atún escurrido y desmenuzado encima de la lechuga.

Cubra con mayonesa, huevos duros y los cebollines picados.

Rociar con aceite de oliva y servir.

Cena: Sopa de salchichas y pimientos
Ingredientes:

32 oz. de salchicha de cerdo

¾ cucharadita de sal kosher

1 cucharadita de condimento italiano

1 cucharadita de ajo en polvo

1 cucharada de comino

1 cucharada de chile en polvo

1 cucharadita de cebolla en polvo

4 tazas de caldo de res

1 lata de tomates con jalapeños

1 pimiento verde mediano

10 oz. de espinacas crudas

1 cucharada de aceite de oliva

Instrucciones:

En una olla grande, calentar el aceite de oliva y luego agregar la salchicha a la olla.

Después de que la salchicha se queme, mezclar y dejar cocer durante algún tiempo. Mientras tanto, rebanar el pimiento y luego agregarlo a la olla; sazonar con pimienta y sal.

Agregar los jalapeños, los tomates y revolver. Agregar las espinacas por encima y cubrir con una tapa.

Cocinar durante 6-7 minutos y dejar que las espinacas se marchiten. A medida que se cocina, preparar el caldo de carne y las especias.

Mezclar las espinacas con la salchicha y añadir las especias. Agregar el caldo de res y mezclar bien.

Tapar y cocinar por 30 minutos a fuego medio-bajo. Una vez hecho esto, retirar la tapa y dejar cocer a fuego lento durante 15 minutos.

Qué hacer y qué no hacer durante el ayuno intermitente para mujeres

Vigila tu salud hormonal

El mayor riesgo para las mujeres durante el ayuno intermitente son sus hormonas. Estas últimas llevan a cabo un delicado balanceo en el transcurso de un ciclo de 28 días (en promedio).A veces el más mínimo cambio en la dieta, la salud, la mentalidad, el entorno, la exposición a las toxinas o el nivel de estrés puede causar un desequilibrio hormonal que conduce a más problemas de salud en el futuro. Si no se hace correctamente, el ayuno intermitente podría convertirse fácilmente en uno de estos desencadenantes de desequilibrio hormonal debido al estrés que puede causar en tu cuerpo.

No sólo las hormonas sexuales pueden verse afectadas,es muy importante controlar el cortisol y las hormonas tiroideas, especialmente si ya has padecido trastornos de la tiroides o fatiga suprarrenal. Seguir los pasos que se enumeran a continuación te ayudará enormemente a mantener tus hormonas equilibradas y un nivel de estrés regulado. También es muy importante comprobar el estado de tus hormonas después de que empieces.

Si ya estás lidiando con un desequilibrio hormonal de cualquier tipo, es necesario que el tratamiento de ese problema preceda al plan de ayuno intermitente. La mejor manera de hacer esto es examinar tanto tu ritmo diario de cortisol como tu ciclo hormonal mensual con una colección de saliva.

No hagas dieta.

Ahora bien, ¿Quieres saber otra razón por la cual el ayuno intermitente puede fallar en mujeres? Por hacer dieta al mismo tiempo. Este no es el concepto detrás del ayuno intermitente y, en última instancia, puede provocar excesos, fracasos o problemas tanto de salud como hormonales. Durante el período de tiempo en el que estás comiendo, necesitas COMER,come una gran cantidad de alimentos ricos en nutrientes y calorías, no intentes dejar de consumir calorías, esto no funcionará. Me gusta pensar en el ayuno intermitente como una mejor, más segura y más inteligente opción para restringir calorías, pero definitivamente, nunca combines este método con una dieta.

Enfócate en las grasas.

Para asegurarte de que no vas a tener un gran déficit de calorías, tu dieta deberá consistir principalmente en grasas saludables, ricas en nutrientes. Estas incluyen grasa de animales criados adecuadamente, aceite de coco, coco sin endulzar, nueces y mantequillas de nuez, mantequilla, ghee cultivada en pastizales, huevos, aguacate y aceite de aguacate, aceitunas y aceite de oliva, así como productos lácteos de vacas alimentadas a base de hierba.Cuando estos alimentos se convierten en alimentos básicos, puedes estar seguro de que obtendrás suficientes nutrientes y calorías en tu día antes de ayunar.No sólo eso, cambiar a una dieta alta en grasas también asegurará que tus períodos de ayuno estén libres de estrés, sean seguros y cómodos. Con la reducción de carbohidratos y la inclusión de una gran cantidad de grasa, tu azúcar en la sangre se volverá extremadamente estable,en lugar de ser una montaña rusa (que es lo que le sucede a nuestro nivel de azúcar en la sangre cuando tenemos exceso de carbohidratos en nuestra dieta), será más como pequeñas olas.Cuando nuestros cuerpos están en esta montaña rusa, habrá un descenso de azúcar en la sangre unas horas después de tu última comida, lo que provoca sensación de hambre.Cuando no se suministra glucosa a modo de comida, el cortisol, nuestra hormona del estrés, vendrá al rescate. Así que, ahora que tienes hambre, sigues ayunando durante otras 5 horas y tu cuerpo siente un evento estresante. Esto obviamente no es bueno.

Sin embargo, cuando tomas una dieta alta en grasa y te adaptas a ésta, esa bajada en el azúcar en la sangre no ocurre y el factor estresante no está ahí porque tu cuerpo depende de la glucosa como fuente de energía.Tu cuerpo ha aprendido a funcionar con grasas (tanto de la dieta como de la grasa corporal almacenada) en lugar de esperar a la siguiente comida. Además de no padecer más periodos de hambre, estás eliminando el evento que causa el estrés. Como discutimos anteriormente, la razón por la cual el ayuno intermitente puede ser difícil para las mujeres es debido al desequilibrio hormonal,el cual puede desarrollarse a partir del estrés y la respuesta al cortisol, perocon el simple hecho de comer mucha comida con un buen nivel de grasa hemos eliminado ese factor de estrés.

No entrenar intensamente

Por lo menos durante la primera o segunda semana hasta que sepas cómo te afectará la intermitencia. Una vez que tu cuerpo se adapte a este cambio, es probable que los entrenamientos se sientan mejor en el estado de ayuno y comenzarás a ver mejoras.Sin embargo, primero necesitas eliminar todo el estrés añadido mientras tu cuerpo se adapta y se acostumbra a esta nueva fuente de energía (grasa). Tomar caminatas en la naturaleza o una buena clase de yoga será la mejor manera de conseguir mantenerte en forma durante este periodo de transición. Después de eso, empieza a incorporar sesiones cortas de entrenamiento en intervalos de alta intensidad, como saltar la cuerda, correr o levantar objetos pesados en el gimnasio y verás cómo te sientes. Recuerda, la meta es mantener todo el tiempo los niveles de estrés al mínimo y, de este modo, mantener un balance en los niveles hormonales. Ejercitarse intensamente mientras tu cuerpo está cambiando de fuente de energía probablemente causará estrés.

No conviertas la quema de grasas en tu

meta principal

Existen muchas historias de éxito de personas que han tenido cambios completos en su composición corporal con sólo incorporar ayunos intermitentes. Es verdad,es una gran herramienta para perder peso, adelgazar y disminuir la grasa corporal, PERO, no creo que ninguna mujer deba hacerlo sólo por ese propósito. Esta no es la siguiente manera de obsesionarte con tu cuerpo y tratar de manipular su tamaño con los alimentos.

Esta es una dieta terapéutica con sorprendentes beneficios para la salud y debe ser vista como tal. Encuentra un propósito más profundo detrás de los cambios en tu dieta. ¿Tienes la mente nublada o problemas de concentración? El ayuno intermitente es excelente para la salud cerebral. ¿Quieres envejecer bien y vivir más tiempo? Se ha demostrado que el ayuno intermitente prolonga la vida útil y retrasa el proceso de envejecimiento. ¿Necesitas controlar tus lípidos sanguíneos y tus marcadores cardiovasculares? El ayuno intermitente puede hacer que esos marcadores vuelvan a estar dentro de su rango sin el uso de medicamentos.

Empieza despacio

El ayuno intermitente no es un asunto de "hazlo todo o no hagas nada" para que sea efectivo, de hecho, las mujeres pueden tener más suerte yendo un poco más despacio. Primero, invierte de 3 a 4 semanas adaptándote a la grasa con una dieta alta en éstas, luego, agrega un programa de ayuno intermitente unos cuantos días a la semana. Por ejemplo, trata de hacer un ayuno de 16/8 los lunes y los jueves para ver cómo te sienta y, si lo disfrutas, añade más días conforme te sientas más a gusto.

Interrúmpelo si empiezas a sentirte mal

Esto no hace falta decirlo, pero obviamente si te sientes débil, te cansas, te mareas o simplemente no te gusta, ¡No lo hagas! Esto no es algo que se sienta bien para todos, así que presta atención, escucha a tu cuerpo y siempre haz lo que sea correcto para ti.

Consigue el apoyo de un profesional

Como con cualquier consejo que doy, siempre recomiendo que busques la ayuda de un profesional para que te guíe a través de los cambios que deseas hacer y te apoye en el camino. Esto hará que sea más fácil reconocer lo que es correcto para TI en lugar de simplemente adivinar. Si deseas ayuda para determinar tu plan individual basado en el estado de tus hormonas, contáctame para una revisión gratuita de 15 minutos de tu caso.

El Plan de 30 Días - Beneficios de salud física

"Un poco de hambre puede hacer más por el enfermo medio que los mejores medicamentos y los mejores médicos" - Mark Twain

En esta sección, analizamos con más detalle los beneficios a la salud clínicamente probados del plan de 30 días.

Vamos a demostrar que Mark Twain tuvo razón todos estos años y que puedes cosechar los beneficios sin morirte de hambre (Twain no era conocido por su uso sensible del lenguaje, este es el tipo que una vez amenazó con desenterrar a Jane Austen y darle una paliza de muerte con el hueso de su propia espinilla).

Insulina, glucógeno y quema de grasas

Como lo ha confirmado la ciencia, el principal beneficio del AI y nuestro plan de 30 días para la gran mayoría será la disminución del período de PRODUCCIÓN DE INSULINA en el cuerpo, impulsando un ciclo virtuoso de aumento de la quema de grasa corporal.

En su best seller sobre AI, *Eat Stop Eat*, Brad Pilon mostró que la cantidad de grasa almacenada liberada para la oxidación (quema) a través del proceso de lipólisis se incrementó en más de un 50% después de sólo 24 horas de ayuno. Tendremos siete de estos éxitos en nuestros 30 días, y los beneficios serán más que evidentes.

Pérdida de peso

Lo primero que todo el mundo piensa cuando se menciona algo que tiene que ver con una dieta. Debido a la disminución de ingesta calórica (alrededor del 30% en nuestro plan), tu cuerpo tendrá las condiciones necesarias no sólo para detener el aumento de peso, sino también para perder peso. Las investigaciones han demostrado que cada vez que ayunamos durante un período significativo (>18 horas), perdemos de dos a tres libras de peso.

La cantidad de peso que pierdas dependerá de muchos factores, incluyendo tu tasa metabólica (que impulsa tu perfil normal de ganancia y pérdida de peso), tu peso actual, tu dieta y tu nivel de actividad. A medida que te familiarices con el régimen de 30 días, podrás controlar cómo está afectando a tu cuerpo y ajustar tu ingesta de alimentos y tu nivel de ejercicio para optimizarlo a tu beneficio. Como hemos dicho, la pérdida de peso no es el objetivo principal para la mayoría de las personas que se suscriben al plan, y, particularmente si estás en forma y saludable, es posible cosechar los beneficios sin perder peso y manteniendo tu masa muscular (hablaremos de eso en breve).

Beneficios hormonales

A medida que tu cuerpo quema más reservas de grasa, varios procesos secundarios son aprovechados u optimizados, los cuales a su vez derivan beneficios adicionales para nosotros, particularmente a nivel hormonal.

Adrenalina

La adrenalina y la noradrenalina (también conocidas como epinefrina y norepinefrina) son las hormonas de lucha o de huida del cuerpo, es decir, en momentos de estrés aumentan el flujo sanguíneo y el oxígeno que llega a los músculos, lo que aumenta esencialmente la capacidad para hacer frente a la situación luchando o huyendo. Los síntomas físicos son una frecuencia cardíaca fuerte y sudoración,la agudeza mental y la concentración aumentan. Mentalmente, la ALERTA y el ENFOQUE se incrementan.

Se ha demostrado que todos los programas de AI sirven para aumentar los niveles de adrenalina, porque el cuerpo ya está en un estado elevado de quema de grasa y no sólo agregando más de ésta a sus reservas. Los beneficios de esta respuesta en términos de energía y niveles de productividad son evidentes, sin embargo, es necesario tener cuidado al controlar los niveles liberados, lo cual exploraremos más adelante.

Hormona del crecimiento

La hormona de crecimiento humano (HGH por sus siglas en inglés) es producida por la glándula pituitaria, no sólo para los niños (para quienes es esencial), sino en todos nosotros. La HGH es entonces liberada en el torrente sanguíneo, sólo momentáneamente, antes de ser enviada al hígado para su metabolismo en varios factores sanguíneos, más notablemente el factor de crecimiento insulínico (IGFI).

Diversos estudios han demostrado que la HGH puede aumentar exponencialmente después del ayuno.En un ejemplo extremo, se descubrió que un hombre que ayuna durante cuarenta días por motivos religiosos tiene un 1.250% de hormona de crecimiento al final del período.

En este punto te harás varias preguntas, pues seguramente esto significa más IGFI, preguntas como:¿No aprendimos en la parte científica que la insulina es el mal que aumenta la diabetes y conduce la grasa y el azúcar y todo eso? ¿No es la insulina kriptonita para la persona a dieta? Bueno SÍ, pero la clave está en el corto tiempo de liberación que permite que el cuerpo construya resistencia a la IGFI mientras se derivan los beneficios de la

HGH.

Dichos beneficios están bien documentados - la HGH sintética está prohibida para los atletas, pues se considera una droga que mejora el rendimiento (aumenta la glucosa en la sangre al conducir más grasa quemada y aumenta enormemente no sólo los niveles de energía, sino también la masa muscular, por lo que confiere una ventaja injusta).

No hay reglas contra el aumento natural de tus propios niveles de HGH, por supuesto, y no sólo los atletas de élite y los culturistas pueden sentir los beneficios. Un efecto secundario conocido (y positivo) del aumento de la masa corporal magra y la pérdida de grasa es una piel más gruesa y firme - o, en otras palabras - ANTI-EDAD. Así que, como puedes ver, hay beneficios para todos.

Hambre suprimida

Para muchas personas, el mayor obstáculo para tomar cualquier programa dietético (y particularmente cualquiera que involucre la palabra "ayuno"), es la idea de sentir hambre la mayor parte del tiempo. Nadie quiere pasar el día con tormentosos retortijones de hambre siguiéndolos de un lado a otro, ya que el hambre puede disminuir el estado de ánimo, la concentración, la capacidad de ser productivo y la sensación general de bienestar.

¡La buena noticia es que no debería darte hambre!

Hay mucha ciencia pesada detrás de lo que nos hace tener hambre, en su mayoría impulsada por el equilibrio de las hormonas, incluyendo a nuestros viejos amigos (insulina, norepinefrina y glucagón) y la respuesta de nuestros cuerpos a los niveles fluctuantes de estos. Sin entrar más en la química, es un hecho establecido que el hambre alcanza su punto máximo de cuatro a cinco horas después de una comida, sólo para que la sensación disminuya. La buena noticia es que podemos anular el impulso inicial de responder a nuestros dolores de hambre (mientras escribo esto mi estómago está retumbando, pero en realidad no siento hambre, así que no voy a comer ese bocadillo), y hacer esto tan solo después de par de días de seguir nuestro plan.

Esencialmente, estamos aprendiendo la diferencia entre el hambre física (con cansancio, debilidad, irritabilidad y todo eso) y el hambre psicológica (una respuesta aprendida a nuestros retortijones de hambre formados por el hábito). Todo lo que se necesita es un poco de perseverancia, especialmente en los primeros días. Una vez que hayas atravesado la superficie, como un avión de pasajeros emergiendo de las nubes hacia el sol brillante, verás un mundo más claro impulsado por los procesos optimizados de tu cuerpo; ¡Tendrás más energía, serás más productivo y te sentirás mejor!

Reducir el colesterol

Junto con la presión arterial alta y la ansiedad y la depresión, el colesterol alto es posiblemente uno de los padecimientos más medicados a nivel mundial. Esto tiene sentido, ya que el colesterol es un factor de riesgo para ataques cardiacos o accidentes cerebrovasculares que se puede regular farmacológicamente.

No obstante, este enfoque es un ejemplo clásico de cómo arreglar el síntoma,mas no la causa. Mientras que una prescripción a largo plazo de medicamentos para el colesterol puede ayudar a controlar este factor de riesgo, sólo lo hace de manera unilateral, sin ningún beneficio amplio para la salud y el bienestar del paciente.

¿Por qué no asumir todos los beneficios de reducir el colesterol al mismo tiempo que se acumulan los beneficios asociados de una mejor dieta, un estilo de vida y una sensación de bienestar? Hazlo sin los riesgos asociados a cualquier medicamento a largo plazo.Hace más o menos una década, Pfizer inyectó a millones de personas con un medicamento para el control del colesterol llamado *torcetrapib*, diseñado para reducir los ataques cardíacos, en este caso aumentando los niveles de colesterol "bueno" (HDL) en el cuerpo. Los resultados fueron asombrosamente malos. Los índices de mortalidad de los que participaron en el estudio aumentaron en una cuarta parte, es decir, docenas de personas reales murieron al confiar en un medicamento experimental basado en una ciencia aparentemente sólida.

Incluso si tu medicamento no tiene la capacidad aniquilar a una población entera, todavía no sabes qué efecto está teniendo en ti y también puede proporcionar una falsa sensación de seguridad que aumenta otros factores de riesgo en tu estilo de vida. La buena noticia es que los niveles de colesterol se pueden controlar, y las proporciones entre "bueno" y "malo" se pueden optimizar con sólo seguir un programa de AI.

Inflamación

La inflamación se define en el diccionario médico Farlex como "una respuesta protectora localizada provocada por una lesión o destrucción de tejidos, que sirve para destruir, diluir o tapar tanto el agente dañino como el tejido lesionado". Las causas de la inflamación incluyen lesiones físicas, exposición a temperaturas extremas de calor o frío, agentes infecciosos como virus y bacterias, y exposición a rayos X y otras fuentes radioactivas.

Se considera que casi todas las enfermedades crónicas son causadas en última instancia por INFLAMACIÓN, y uno de los factores más poderosos para aumentar la probabilidad de una respuesta inflamatoria a uno de estos desencadenantes es - sí, lo has adivinado - la OBESIDAD. Estudios recientes han demostrado que el ayuno induce un fuerte efecto antiinflamatorio en el cuerpo, mejorando no sólo la función inmunológica sino el sistema nervioso en general. Una vez más, tenemos ante nosotros una herramienta no química, de rápido funcionamiento y probada eficacia para mejorar nuestros niveles de salud y bienestar.

Conclusión

Nuevamente, muchas gracias por descargar este libro.

¡Gracias y buena suerte!

Parte 2

Introducción

Tienes la libertad de comer lo que quieras durante los cinco días festivos. Sin embargo, debes tener cuidado de no sentir tu estómago con demasiada chatarra.

Todas las dietas para perder peso que he encontrado tienen muchas restricciones. Te dicen que no comas esto o aquello. Algunas incluso dictan el tiempo en que debes comer o no comer.

Con la dieta de 5: 2, puedes comer lo que quieras cuando quieras durante los cinco días sin ayuno. Prefiero llamar a estos cinco días "los días festivos". Cuando tengas mucha hambre o antojo de un capricho durante los días de ayuno, simplemente convénzase de que puede tenerlo al día siguiente. Esto hace que sea fácil para cualquiera ayunar.

Logré un éxito más rápido y más fácil con esta dieta que con cualquier otra dieta que haya probado. Perdí alrededor de una libra en una semana con un esfuerzo mínimo de mi parte.

¿Temes el ayuno? Tenía mucho miedo de

ayunar porque nunca lo había hecho antes. Decidí buscar varias recetas bajas en calorías. Cada vez que me sentía muy hambrienta, me servía una ensalada. Las ensaladas me mantuvieron durante mis días de ayuno.

Tienes todas las ensaladas que disfruté en el siguiente capítulo. Te mantendrán lleno todo el día. No debes preocuparte más por el hambre.

Ensalada de Patata y Tocino

Porciones: 4, calorías por porción: 183

Ingredientes

4 rebanadas de tocino.

3 tazas de papas, cortadas en cubitos, peladas.

1 cucharadita de perejil, fresco, picado.

3 cucharadas de azúcar blanca.

1 cebolla pequeña, picada.

2 cucharadas de agua.

1/8 cucharadita de pimienta negra, molida.

¼ taza de vinagre blanco.

1 cucharadita de sal.

Instrucciones

En una olla, agrega las papas, y cúbrelas con agua fría. Cocínalas hasta que hiervan. Baja el fuego y continúa cocinando durante aproximadamente 10 minutos más. Asegúrate de que las papas estén tiernas. Coloca las papas en unplato y manténgalas calientes. Calienta un sartén grande a fuego alto. Agrega el tocino y cocínalo hasta que se dore uniformemente. Voltéalo durante la cocción para que todos los lados se doren.

Transfiere el tocino en una bandeja. En el mismo sartén, saltea las cebollas durante unos minutos. Mézclala con el agua, azúcar, vinagre y sal. Cocina la mezcla hasta que hierva. Mezclalas papas y el perejil. Revuelve en parte del tocino. Cocina durante aproximadamente 1 a 2 minutos. Coloca la mezcla de papas en un tazón para servir. Cubre con el tocino reservado y disfrútalo.

Ensalada de pollo a la parrilla con naranja

Porciones: 4, Por porción: 283 calorías

Ingredientes

2 naranjas peladas, picadas

½ taza de jugo de naranja

4 mitades de pechuga de pollo (4 oz.), Sin piel, sin hueso

4 cebollas verdes picadas

1 cucharadita de chile en polvo

¼ taza de jugo de limón

2 chalotes picados

8 tazas de lechuga romana, rasgada

1 cucharadita de comino, molido

2 dientes de ajo picados

2 tallos en rodajas de apio España

1 cucharadita de azúcar blanca

Instrucciones

Mezcla el jugo de limón, el ajo, el chile en polvo, la azúcar, el jugo de naranja, los chalotes y el comino en un tazón. Coloca el pollo en una bolsa de plástico, agrega la mitad de la mezcla de jugo de limón y bate bien. Refrigéralo en la nevera durante aproximadamente 2 horas. Mantén la otra mitad de la mezcla de jugo de limón en la nevera. Cuando esté listo para cocinar, precalienta la parrilla a fuego medio-alto. Prepara la rejilla engrasándola. Retira el pollo de la marinadora y la parrilla durante unos 7 minutos, gira y cocina el otro lado durante 7 minutos o hasta que esté bien cocido.

Mezcla las cebollas verdes, la lechuga, el apio y las naranjas en un tazón grande. Agrega la mezcla de jugo de limón reservada; revuelve para mezclar. Agrega el pollo y disfrútalo.

Ensalada rápida de Fresas

Porciones: 12, 81 calorías por porción

Ingredientes

1 Envase de yogur de fresa de 8 oz.
1 pinta de fresas rebanadas y frescas.

3 plátanos pelados y en rodajas.

1 libra de uvas verdes, sin semillas, divididas en dos.

Instrucciones

Mezcla el plátano, las uvas, las fresas y el yogur en un tazón grande. Revuelve ligeramente para mezclar. Disfrútala.

Ensalada de Atún

Porciones: 4, 219 calorías por porción

Ingredientes

1 Lata de atún de 6 onzas drenado.
¼ cucharadita de pimienta negra, molida.
1 cucharadita de mostaza preparada al estilo Dijon.
1 tallo de apio picado.
1 cucharadita de mayonesa.
¼ taza de cebolla picada.
1 cucharadita de salsa de pepinillos dulces.

Instrucciones

Agrega el atún en un tazón y escama con un tenedor. Mézclaloconla salsa de pepinillos, apio, pimienta negra, mayonesa, mostaza y cebolla. Refrigéralo antes de servir.

Ensalada de aguacate y quinua

Porciones: 4, 219 calorías per porción

Ingredientes

2 aguacates en cubos.

1 taza de quinua.

¼ taza de jugo de limón, fresco.

¼ taza de queso cotija, desmenuzado.

1 lata de 14 ozde garbanzo escurrido y enjuagado.

1 Lata de 14 oz de tomates picados y escurridos con chile verde.

2 tazas de agua.

1 manojo de cilantro picado.

2 cucharadas de aceite de oliva.

1 cucharadita de sal kosher.

1/8 cucharadita de pimienta negra, molida.

Instrucciones

En una cacerola, agrega agua, sal y quinua. Cocinala mezcla hasta que hierva. Baja el fuego y cocina a fuego lento hasta que la quinua esté bien cocida. Puedes tardar unos 20 minutos. En un tazón grande, mezcla los tomates, el jugo de limón, la pimienta, los frijoles y el aceite de oliva. Mezcla bien. Mezcla la quinua cocida y enfría en el refrigerador durante aproximadamente 2 a 3 horas antes de servir. Cuando esté listo para servir, cubre con aguacate, cilantro y queso.

Ensalada de Tomate y pepino

Porciones: 6, 39 calorías por porción

Ingredientes:

1 pepino en rodajas.

5 tomates en cubitos.

½ taza de perejil, picado.

½ taza de albahaca, fresca, picada.

2 cucharadas de vinagre de vino blanco.

1 cebolla picada.

1 pimiento verde picado.

Sal y pimienta al gusto.

Instrucciones

Mezcla el pepino, los tomates, el perejil, la albahaca, el vinagre de vino blanco, las cebollas, el pimiento verde, la sal y la pimienta en un tazón grande. Mueve ligeramente para mezclar. Refrigéralo por aproximadamente 2 horas antes de servir.

Ensalada de Pavo y Mostaza

Porciones: 3 tazas, 40 calorías por porción

Ingredientes:

2 cucharaditas de mostaza Dijon, preparada.

¾ lb. carne de pavo, cocida.

1 cucharadita de azúcar blanca.

3 cucharadas de mayonesa.

3 cebollas verdes, picadas.

¼ cucharadita de sal.

½ pimiento rojo.

2 tallos de apio España.

1 cucharada de vinagre de sidra.

Instrucciones

En un procesador de alimentos, agrega el pavo, las cebollas verdes, el apio y el pimiento rojo. Procésalohasta que esté bien mezclado. Vierte la mezcla en un tazón grande. Agrega la mostaza, el azúcar blanco, la mayonesa, el vinagre de sidra y la sal. Enfría durante aproximadamente 8 a 10 horas. Sirve.

Ensalada de Manzana y col

Porciones: 6, 99 calorías por porción.

Ingredientes

1 taza de zanahoria, rallada

4 tazas de repollo, rallado

2 cucharadas de mayonesa

1 manzana sin corazón, pelada

1 cucharada de jugo de piña

1 cucharada de azúcar morena

2 cucharaditas de vinagre blanco

1 cucharadita de pimienta negra, molida.

2 cucharaditas de miel

1 pizca de sal

Instrucciones

En un tazón pequeño, mezcla el vinagre, la miel, la mayonesa, la azúcar morena y el jugo de piña. Deja de lado. En un tazón grande, mezcla la zanahoria, el repollo y la manzana. Agrega el aderezo para ensaladas. Espolvorea con pimienta y sal. Sirve frío.

Salsa de Manzana y Cereza

Porciones: 8, 155 calorías por porción.

Ingredientes

2 tazas de salsa de manzana

1 paquete de 6 onzas. de gelatina con sabor a cereza

½ taza de cinnamon red hotcandies

2 tazas de agua

Instrucciones

En una cacerola, agrega agua y calienta hasta que hierva. Agrega los caramelos y la mezcla de gelatina de cereza. Revuelve ligeramente hasta que la mezcla de gelatina se disuelva. Viertela mezcla en un bol. Mezclar con la salsa de manzana. Refrigera por aproximadamente 4 horas antes de servir.

Ensalada de menta y cilantro

Porciones: 1 cuarto, 27 calorías por porción

Ingredientes

1/3 taza de hojas de menta, frescas, picadas

4 tazas de melón, cortadas en trozos de 1 '

3 cucharadas de cilantro hojas y tallos, picados

1 cucharada de jugo de limón, fresco

Azúcar blanca al gusto.

Instrucciones

En un tazón, mezcla el melón, las hojas de menta y el cilantro. Rocía con jugo de limón y azúcar blanca.

Baya de melón y amapola

Porciones: 6, 118 calorías por porción

Ingredientes

2 cucharadas de semillas de amapola

1 taza de sandía, en cubos

1 taza de arándanos

1 taza de fresas, frescas, a la mitad

¼ taza de frambuesas

½ taza de jugo de naranja

1 cucharada de jugo de limón

1 taza de uvas rojas, sin semillas

¼ cucharadita de aceite de oliva

1 plátano en rodajas

1 taza de melón, en cubos

1 cucharada de vinagre de frambuesa

1 taza de ciruelas, en rodajas

1/8 cucharadita de pimienta de cayena

1/8 cucharadita de sal

Instrucciones

Mezcla el jugo de naranja, las semillas de amapola, el plátano, el jugo de limón, el aceite de oliva, el vinagre de frambuesa, la pimienta de cayena, la frambuesa y la sal en un procesador de alimentos o licuadora. Procesa la mezcla hasta que esté bien mezclada. Enfría en la nevera. Cuando esté listo para hacer la ensalada, mezcla las fresas, los arándanos, las uvas, la ciruela, la sandía y el melón en un tazón. Combínalo en la mezcla de semillas de amapola y ¡disfrútalo!

Ensalada De Pollo Y Lima

Porciones: 4, 230 calorías por porción

Ingredientes

4 mitades de pechuga de pollo, sin hueso, sin piel

Jugo y cáscara de 1 limón.

3 cucharadas de cilantro, fresco, picado

½ cucharadita de azúcar blanca

1 cucharadita de pasta de anchoa

10 ½ oz. De caldo de pollo enlatado

½ cucharadita de sal

2 chalotes picados

2 cucharadas de aceite de oliva

2 dientes de ajo picados

2 cucharadas de salsa de soja

Pimienta negra recién molida

Instrucciones

En una sartén, agrega caldo de pollo, cáscara de limón, la salsa de soja y las mitades de pechuga de pollo. Calienta a fuego medio hasta que hierva. Baja el fuego a medio-bajo y cocina a fuego lento hasta que el pollo esté tierno. Transfiere el pollo a una fuente y córtalo en trozos pequeños. Mezcla la pasta de anchoa, el jugo de limón, la pimienta, el aceite de oliva, el azúcar y la sal. Mezcla los chalotes, el ajo, el cilantro y los trozos de pollo.

Ensalada de zanahoria y miel

Porciones: 6, 31 calorías por porción

Ingredientes

1 cucharada de miel

1 libra de zanahoria rallada

1 chorrito de jugo de limón

½ taza de pasas

2 cucharadas de mayonesa

1 taza de piña, triturada

Instrucciones

Mezcla las zanahorias, las pasas, la piña, la miel, la mayonesa y el jugo de limón. Revuelve ligeramente. Enfría en el refrigerador antes de servir.

Ensalada De Pasta y Champiñones

Porciones: 8, 181 calorías por porción.

Ingredientes

1 taza de champiñones, picados

10 onzas. pastafusilli

¾ taza de aderezo estilo italiano, sin grasa

1 pimiento verde, picado

2 tomates picados

1 cebolla picada

Instrucciones

Pon a hervir el agua ligeramente salada en una olla grande. Agrega la pasta y cocina hasta que estén tiernos. Ahora puedes enjuagarlo con agua fría. Coloca la pasta en un tazón grande. Mezcla el pimiento, la cebolla, los champiñones y los tomates.

Agrega el aderezo italiano, mezcla suavemente y enfríe antes de servir.

Ensalada de tomate y atún

Porciones: 8, 246 calorías por porción.

Ingredientes

Filete de atún de 2 ¼ lb., fresco, en cubos

4 tomates, frescos, picados

¼ taza de salsa de pescado asiática

1 manojo de cebollas verdes finamente picadas

½ taza de hojas de cilantro, frescas

1 chile rojo pequeño, fresco, sin semillas, picado

½ taza de jugo de limón, fresco

½ taza de albahaca, fresca

1 cucharada de miel

¼ taza de aceite de oliva virgen extra

Instrucciones

Mezcla la miel, el jugo de limón y la salsa de pescado en un tazón pequeño. En una bolsa de plástico, agregue la mezcla de atún y miel y sella. Mezcla ligeramente y deja enfriar durante aproximadamente 1 hora en la nevera.

Calienta en un cuenco a fuego medio-alto. Añade 2 cucharadas de aceite de oliva. Retira el atún de la bolsa de plástico y cocina la mitad durante 2 minutos en aceite caliente o hasta que esté tierno. Haz lo mismo con el atún restante.

En un tazón grande, combina el atún, las cebollas verdes, el cilantro, los tomates, la albahaca y el chile rojo. ¡Disfrútalo!

Ensalada de Cactus

Porciones: 8, 30 calorías por porción.

Ingredientes

1 Frasco de cactus no pálido de16 onzas., escurrido, enjuagado, disecado.

½ taza de cebolla, cortada en cubitos

½ taza de hojas de cilantro, frescas

5 chiles jalapeños, sin semillas, picados

½ cucharadita de sal de ajo

Zumo recién exprimido de 2 limones

Instrucciones

Mezcla los tomates, el cactus, el cilantro, el jalapeño y la cebolla en un tazón grande. Espolvorea con jugo de limón. Déjalo reposar antes de servir. Cuando esté listo sirve con una llovizna de sal y ajo.

Ensalada de Frijoles negros picantes

Porciones: 5, 220 calorías por porción

Ingredientes

1 Pimiento mediano, sin semillas, picado

3 chiles serranos, sin semillas, picados

2 latas (15 oz.) De frijoles negros, enjuagados, escurridos

½ cucharadita de sal

¼ taza de vinagre de vino blanco

2 tomates finamente picados

2 cucharadas de aceite vegetal

Instrucciones

Combina el pimiento rojo, el chile, los frijoles negros, la sal, el vinagre y aceite vegetal en un tazón grande. Refrigera por aproximadamente 1 hora y luego sirve.

Ensalada De Maíz A La Parrilla

Rinde 3 tazas: 174 calorías por porción

Ingredientes

6 espigas de maíz, cáscara y seda eliminadas

1 Taro de 7 oz. de pimiento rojo dulce, asado, escurrido, picado.

6 hojas de albahaca

1 cucharada de vinagre balsámico

1 manojo de espárragos, cortado en trozos de 1 "

1 cucharada de aceite de oliva

2 dientes de ajo

Sal y pimienta negra

Instrucciones

Calienta tu parrilla a fuego medio-bajo. Prepara la rejilla engrasándola un poco. Arregla las espigas de maíz a la parrilla. Asa durante aproximadamente 10 minutos o hasta que los granos se ablanden. Voltea de vez en cuando. Transfiere el maíz en una bandeja. Deja de lado. Pon a hervir el agua ligeramente salada en una cacerola. Cocina los espárragos por aproximadamente 1 minuto o hasta que se ablanden. Enjuaga los espárragos y colócalos en un tazón grande. Agrega el maíz, el ajo, el vinagre balsámico, los pimientos, la albahaca y el aceite de oliva. Mezcla suavemente. Espolvorea con sal y pimienta.

Limón, Melón y fresa

Porciones: 6, 100 calorías por porción

Ingredientes

2 tazas de fresas, frescas, a la mitad

1 cucharadita de jugo de limón

1 taza de yogur de limón

2 tazas de melón

1 cucharada de miel

2 tazas de sandía

Instrucciones

Mezcla la fresa, la sandía, el melón, el jugo de limón, el yogur de limón y la miel en un tazón grande.

Ensalada de maíz y tomate

Porciones: 6, 75 calorías por porción

Ingredientes

1 Lata de 16 onzas. de tomates, guisados, escurridos, en rodajas.

1 Lata de 8.7 oz. de maíz entero, escurrido

1 pepino mediano picado

2 cucharadas de vino tinto

¼ cucharadita de cilantro, seco

1 cucharadita de hojuelas de pimiento rojo, trituradas

½ cucharadita de comino

1 pimiento verde picado

¼ cucharadita de sal

1 pimiento rojo picado

1/8 cucharadita de pimienta negra, molida

½ cucharadita de ajo picado

Instrucciones

Mezcla los tomates, el pimiento rojo, el maíz, el pimiento verde, el pepino y el vino tinto en un tazón grande. Mezcla el cilantro, el comino, el ajo y los pimientos rojos. Espolvorea con pimienta negra y sal.

Ensalada de pollo al curry

Porciones: 6, 77 calorías por porción

Ingredientes

2 cucharaditas de curry en polvo

3 mitades de pechuga de pollo, sin piel, sin hueso, picadas

3 tallos de apio picados

½ taza de mayonesa

Instrucciones

Mezcla el curry en polvo, las mitades de pechuga de pollo, la mayonesa y el apio en un tazón grande.

Ensalada de papa y mostaza

Porciones: 6, 228 calorías.

Ingredientes

2 cucharadas de mostaza tipo Dijon

7 tazas de papas, peladas, picadas

2 cucharaditas de eneldo, fresco, picado

¼ cucharadita de pimienta

1 envase de 8 oz. de crema agria

1 cucharadita de perejil, seco

½ cucharadita de sal

Instrucciones

Agrega el agua ligeramente salada en una cacerola y calienta hasta que hierva. Pon las papas y cocinar hasta que se ablanden. Esto puede tomar aproximadamente 15 minutos. Transfiérelas a una fuente para que se enfríe. Mezcla las papas, la crema agria, la mostaza, el eneldo, la pimienta y la sal en un tazón. Refrigera por aproximadamente 1 hora y sirve.

Ensalada de atún con Eneldo

Porciones: 15, 50 calorías por porción

Ingredientes

¼ taza de hierba de eneldo, fresca, picada

1 lata de 6 onzas de atún

2 cucharadas de yogur natural, bajo en grasa

2 cucharadas de cebolla verde, en rodajas finas

¼ taza de apio, cortado en cubitos

½ cucharadita de mostaza estilo Dijon, preparada

2 cucharadas de perejil, fresco, picado

2 cucharadas de mayonesa, sin grasa

Instrucciones

Combina el eneldo, el atún, el apio, el perejil, la mayonesa, la mostaza, el yogur y las cebollas en un tazón grande.

Ensalada de patatas con cebolleta

Porciones: 6, 291 calorías por porción

Ingredientes

3 cebolletas, en rodajas finas

2 libras de papas hervidas rojas y lavadas

3 huevos, cocidos, picados

1 tallo de apio pequeño, cortado en cubitos.

2 cucharadas de vinagre de vino tinto

2 cucharadas de perejil, fresco, picado

¼ taza de pepinillo dulce, picado

½ taza de mayonesa

½ cucharadita de pimienta negra, recién molida

½ cucharadita de mostaza estilo Dijon

½ cucharadita de sal

Instrucciones

Agrega las papas en una olla y cubre con agua. Coce hasta que hierva. Reduzca el fuego a medio-bajo y cocina a fuego lento durante unos 20 minutos o hasta que estén tiernos. Enjuaga las patatas con agua fría, escúrrelas y colóquelas en una bandeja para enfriarlas. En un tazón grande, combina las papas, las cebolletas, los huevos, el apio, la mayonesa, el pepinillo, el perejil, la mostaza, el vino tinto, la sal y la pimienta negra. Mezcla para combinar.

Miel de Zanahoria y manzana

Porciones: 8, 58 calorías por raciones.

Ingredientes

1 manzana pelada y sin corazón, rallada

4 zanahorias ralladas

2 cucharadas de miel

1 cucharada de jugo de limón

Sal y pimienta

¼ taza de almendras picadas

Instrucciones

Mezcla todos los ingredientes anteriores en un tazón grande. Refrigera durante aproximadamente 1 hora antes de servir.

Cúscus de pollo con cebolla

Raciones: 6, 281 calorías.

Ingredientes

4 cebollas verdes picadas

1 taza de cuscús

1 libra de carne de pechuga de pollo, sin piel, sin hueso, en cubos

2 tazas de caldo de pollo

¼ taza de aceitunas negras, picadas

1 pimientos verdes, picado

2 cucharadas de jugo de limón, fresco

1 diente de ajo picado

1 pimiento amarillo, picado

2 cucharaditas de aceite de oliva

1 ½ cucharadita de comino, molido

1 pimiento rojo, picado

½ taza de vino blanco seco

Instrucciones

Cocina el cuscús siguiendo las instrucciones del paquete. En lugar de agua, usa caldo de pollo. Cuando esté cocido, escúrralo y colóquelo en una fuente. Calienta un sartén grande a fuego medio. Mezcla en aceite, ajo, vino, 1 cucharadita de comino, vino, pechuga de pollo y 1 cucharada de jugo de limón. Cocina a fuego lento la mezcla durante unos 5 a 7 minutos. Transfiere la mezcla a un tazón grande. Mezcla el comino reservado, el jugo de lima reservado, las cebollas verdes, el pimiento rojo, el cuscús, el pimiento verde y el pimiento amarillo. Sirve y decora con aceitunas negras.

Yogurt de Pepino al ajo

Porciones: 7, 55 calorías por porción

Ingredientes

1 taza de yogur natural, bajo en grasa

3 pepinos, pelados, sin semillas, en rodajas finas

1 cucharada de aceite de oliva

2 cucharadas de menta, seca

2 dientes de ajo picados

Sal al gusto

Instrucciones

En un tazón, mezcla el pepino y el ajo. Rocía con sal y deja reposar durante unos 30 minutos. Desecha cualquier líquido. Revuelve la menta. En un tazón pequeño, mezcla el yogur y el aceite. Combina en la mezcla de pepino. Déjalo reposar antes de servir.

Tomate con ajo y judías

Porciones: 4, 239 calorías por porción

Ingredientes

2 dientes de ajo picados

2 Tomates medianos, frescos, picados

1 Lata de 19 oz de habas escurridas

3 cucharadas de aceite de oliva

Zumo recién exprimido de 1 limón.

¼ taza de perejil, fresco, picado

1 pepino cortado en cubitos

Sal y pimienta al gusto

1 cebolla pequeña cortada en cubitos

Instrucciones

Mezcla todos los ingredientes anteriores en una ensaladera. Disfrútalo.

Ensalada de Frutas

Porciones: 12, 75 calorías por porción

Ingredientes

1 taza de uvas verdes, sin semillas, cortadas por la mitad

1 ½ tazas de arándanos, picados

1/3 taza de pasas

1 taza de manzana roja, picada

2 cucharadas de azúcar blanca

¼ taza de nueces, picadas

1 Envase de 8 oz. de yogur de vainilla, bajo

en grasa.

1 apio, picado

¼ cucharadita de canela, molida

Instrucciones

Mezcla las manzanas, las uvas, las nueces, los arándanos, las pasas, la canela, el apio, el yogur y la azúcar. Refrigera por aproximadamente 1 a 2 horas y sirva.

Ensalada de Zanahoria y col

Porciones: 6 tazas, 237 calorías por porción

Ingredientes

1 zanahoria pequeña rallada

1 repollo pequeño rallado

½ taza de aceite vegetal

½ taza de vinagre de sidra

1 pimiento verde picado

3 cucharadas de azúcar blanca

1 pimiento rojo picado

½ cucharadita de sal

1 cebolla blanca pequeñapicada

¼ cucharadita de pimienta negra, recién molida

Instrucciones

Mezcla las cebollas, el repollo, la zanahoria, el pimiento rojo y el pimiento verde. Agrega el aceite vegetal, el vinagre, el azúcar, la pimienta y la sal.

Sabrosa ensalada de pollo a la barbacoa

Porciones: 4, 168 calorías por porción

Ingredientes

¼ taza de salsa barbacoa

2 mitades de pechuga de pollo, sin piel, sin hueso

2 cucharadas de mayonesa, sin grasa

1 Lata de 8.75 oz de maíz dulce escurrido

1 cebolla roja cortada en cubitos

1 pimiento rojo grande cortado en cubitos

Instrucciones

Cuando esté listo para comenzar a cocinar, calienta la parrilla a fuego medio-alto. Aceita la parrilla y cocina el pollo por unos 10 minutos, gira y cocine por otros 10 minutos. Transfiere a una taza y córtelos en cubos pequeños. Mezcla el pollo, el maíz, el pimiento rojo, el apio y las cebollas en un tazón grande. Combina la mayonesa y la salsa barbacoa en un tazón pequeño. Revuelve en la mezcla de pollo.

Ensalada de curri y quinua

Porciones: 4, 162 calorías por porción

Ingredientes

1 ½ cucharadita de curry en polvo

¾ taza de quinua

¼ cucharadita de ajo en polvo

3 cebollas verdes picadas

1 ½ tazas de caldo de pollo

¼ cucharadita de pimienta negra

1 mango pelado, sin semilla y cortado en cubitos

½ cucharadita de sal

Instrucciones

En una cacerola, combina la quinua, el caldo de pollo, la pimienta, el ajo en polvo, el curry en polvo y la sal. Cocina la mezcla hasta que hierva a fuego medio-alto. Baja el fuego a medio-bajo y cocina a fuego lento durante unos 20 minutos o hasta que la quinua esté bien cocida. Transfiera la quinua a un bol y deja que se cocine. En un tazón grande, mezcle la quinua, las cebollas verdes y el mango.

Ensalada de Tofu y Curry
Porciones: 8, 168 calorías por porción

Ingredientes

1 cucharada de curry en polvo

2 tazas de tofu, extra-firme, escurrida y en cubos

3 cucharadas de cebollas verdes, picadas

1 cucharada de arándanos secos

1 taza de uvas, a la mitad

1 taza de yogur

½ taza de arroz blanco

2 cucharadas de jugo de limón

Sal y pimienta al gusto

¼ taza de nueces

½ taza de apio, cortado en cubitos

Instrucciones

Agregael arroz en una cacerola y cubre con agua. Cocina a fuego alto hasta que hierva. Baja el fuego a medio-bajo y cocina a fuego lento durante unos 20 minutos o hasta que el arroz esté tierno. Mientras tanto; Coloca el tofu en una olla grande, cubre con agua y cocina hasta que hierva. Deja cocer hasta que el tofu se ponga tierno. Puede tardar unos 3 minutos. Escurre el arroz y el tofu y coloca en un tazón grande. Agrega uvas, nueces, apio, arándanos y cebollas verdes. Mezcla ligeramente. En un tazón pequeño, mezcla el curry en polvo, el jugo de limón y el yogur. Revuelve la mezcla de curry en la mezcla de arroz. Rocía con sal y pimienta.

Ensalada de Nectarina y Naranja
Porciones: 4, 90 calorías por porción

Ingredientes

1 naranja grande, pelada, cortada en trozos pequeños

1 nectarina picada y picada

6 cucharadas de yogur natural, bajo en grasa

¼ taza de jugo de naranja, fresco

1 manzana sin corazón, picada

½ taza de uvas, sin semillas

Instrucciones

En un tazón, mezcla el yogur y el jugo de naranja. Deja de lado. En un tazón grande, mezcla la naranja, la nectarina, la manzana y las uvas. Añade la mezcla de yogur y jugo de naranja; Mezclatodo. Enfría y sirve.

Ensalada de col roja y canola

Porciones: 6, 225 calorías por porción

Ingredientes

1 cabeza de col roja, sin corazón, rallada

½ taza de aceite de canola

1 cucharada de azúcar blanca

1 cucharadita de sal sazonada

1 cucharadita de sal

2/3 taza de vinagre de vino tinto

¼ cucharadita de pimienta negra, molida

¼ cucharadita de cebolla en polvo

Instrucciones

Combina el aceite de canola, la azúcar blanca, el vinagre de vino tinto, la sal sazonada y la cebolla en polvo en un tazón. Revuelvecon la col. Guarda en la nevera.

Ensalada de Brócoli y Girasol

Porciones: 8, 49 calorías por porción

Ingredientes

2 cucharadas de semillas de girasol, secas, tostadas.

4 tazas de florecillas de brócoli, frescas

1 cucharada de mayonesa, sin grasa

¼ taza de yogur

¼ taza de cebolla roja finamente picada

3 cucharadas de pasas

2 cucharadas de jugo de naranja

Instrucciones

Mezcla el jugo de naranja, la mayonesa y el yogur en un tazón pequeño. Deja reposar. En un tazón grande separado, mezcle las semillas de girasol, las florecillas de brócoli, la cebolla roja y las pasas. Combínalo con la mezcla de jugo de naranja.

Ensalada de Repollo y Pimienta

Porciones: 6, 99 calorías por porción

Ingredientes

8 tazas de repollo, rallado

½ taza de pimiento verde, picado

1 cucharada de pimiento picado

½ taza de vinagre de sidra

½ cucharadita de mostaza

½ taza de apio, picado

1/2 cucharadita de semillas de apio

¼ taza de agua fría

½ taza de agua fría

1 cucharadita de sal

Instrucciones

Mezcla el vinagre, la semilla de mostaza, la azúcar, la semilla de apio, la sal y el agua en un frasco. Coloca la tapa en el frasco y agita. Refrigera durante aproximadamente 8 a 12 horas antes de usar. Mezcla el pimiento verde, el repollo y el apio en un tazón grande. Mezcla el aderezo y sirve o puedes enfriarlo antes de servir.

Ensalada de Tomate y Pepino

Porciones: 6, 31 calorías por raciones.

Ingredientes

2 Pepinos medianos pelados y cortados en cubitos

2 tomates grandes cortados en cubitos

1 cucharada de jugo de limón

1 cebolla picada grande

Instrucciones

Mezcla todos los ingredientes anteriores en un tazón. ¡Disfrútalo!

Ensalada de Pollo con Queso

Porciones: 4, 166 calorías por porción

Ingredientes

1 libra de mitades de pechuga de pollo, sin piel, sin hueso, cocida

¼ taza de queso feta, desmenuzado

3 dientes de ajo, machacados

½ taza de mayonesa light

½ taza de pimiento rojo picado

2 cucharadas de vinagre de sidra

3 cucharadas de eneldo, fresco, picado

Instrucciones

En una licuadora o procesador de alimentos, mezcla el ajo, el vinagre, el eneldo y la mayonesa. Mezcla hasta que esté bien combinado. Almacena en la nevera durante unas 12 horas. En un tazón grande, combina el pollo, el queso y la pimienta. Espolvorea con el aderezo.

Ensalada de alubias y lentejas

Porciones: 5, 190 calorías por porción

Ingredientes

15 oz. alubias, escurridas

½ taza de lentejas, secas

2 chiles verdes picantes, picados

2 cucharadas de aceite de oliva

1 pimiento rojo, picado

1 pimiento verde, picado

2 tomates picados

1 ½ tazas de agua

½ pimiento amarillo, picado

4 cebollas verdes picadas

¼ taza de cilantro, picado

Instrucciones

Añade el agua y la lenteja en una olla. Cocina hasta que hierva a fuego alto. Baja el fuego a medio-bajo y cocina durante aproximadamente 30 minutos o hasta que las lentejas estén bien cocidas. Mezcle las lentejas escurridas, las alubias, las cebollas verdes, el pimiento amarillo, el pimiento rojo, el pimiento verde, los tomates, el chile verde, el cilantro, el aceite de oliva, la sal y la lima. Puedes enfriar en la nevera antes de servir.